Gaudam Vijegopal
Harshita Gupta

Papel da dentisteria conservadora e da endodontia na odontologia forense

Gaudam Vijegopal
Harshita Gupta

Papel da dentisteria conservadora e da endodontia na odontologia forense

ScienciaScripts

Imprint

Any brand names and product names mentioned in this book are subject to trademark, brand or patent protection and are trademarks or registered trademarks of their respective holders. The use of brand names, product names, common names, trade names, product descriptions etc. even without a particular marking in this work is in no way to be construed to mean that such names may be regarded as unrestricted in respect of trademark and brand protection legislation and could thus be used by anyone.

Cover image: www.ingimage.com

This book is a translation from the original published under ISBN 978-620-8-17047-9.

Publisher:
Sciencia Scripts
is a trademark of
Dodo Books Indian Ocean Ltd. and OmniScriptum S.R.L publishing group

120 High Road, East Finchley, London, N2 9ED, United Kingdom
Str. Armeneasca 28/1, office 1, Chisinau MD-2012, Republic of Moldova, Europe
Printed at: see last page
ISBN: 978-620-3-59308-2

Conteúdo

1. INTRODUÇÃO À ODONTOLOGIA FORENSE:

A odontologia forense é um ramo desafiante e fascinante da ciência forense que envolve a aplicação das ciências dentárias na identificação de indivíduos falecidos através da comparação de -registos ante -e post-mortem-. Desde 66 d.C. até à data, a identificação dentária tem-se revelado vital na identificação de indivíduos falecidos, tendo o primeiro caso sido aceite pela lei no ano de 1849. Recentemente, a odontologia forense evoluiu como um novo raio de esperança na assistência à medicina forense, mas este campo vital e integral da medicina forense ainda está num estado de infância na Índia. Não existem muitas instituições que ofereçam uma formação formal em odontologia forense, o que se deve à falta de oportunidades de emprego para os odontologistas forenses qualificados que obtiveram diplomas no estrangeiro. [2]

"A odontologia forense pode ser definida como um ramo da medicina dentária que se ocupa do tratamento e exame adequados das provas dentárias e da avaliação e apresentação adequadas dos resultados dentários no interesse da justiça."

Um odontologista forense assiste as autoridades judiciais através da análise de provas dentárias em diferentes situações. Atualmente, existem três grandes áreas de atividade na odontologia forense, nomeadamente

1. Exame e avaliação de lesões dos dentes, maxilares e tecidos orais resultantes de várias causas (maus tratos, agressões, catástrofes de massa e -lesões relacionadas com a criminalidade-)

2. O exame de marcas com vista à posterior eliminação ou possível identificação de um suspeito como autor do crime

3. Exame de restos dentários (fragmentários ou completos, incluindo todos os tipos de restaurações dentárias) de pessoas ou corpos desconhecidos, com vista à sua eventual identificação. [3]

Este ramo tem sido utilizado há muitos anos para a identificação de vítimas e suspeitos em catástrofes em massa, abusos e crimes organizados[6]. [6] A odontologia forense abrange todas as especialidades dentárias e o trabalho de campo da odontologia forense exige um conhecimento interdisciplinar de todas as especialidades dentárias. A classificação amplamente aceite da odontologia forense baseia-se nos principais domínios de atividade, ou seja, civil, criminal e de investigação da Avon. [7]

Importância da identificação

Os tecidos duros dentários são extremamente resistentes à decomposição, ao fogo, às calamidades naturais, etc., e são geralmente os únicos vestígios após um longo período de inumação. Desde o final da década de 1890, a medicina dentária forense tem vindo a afirmar-se progressivamente como importante, muitas vezes indispensável, nos processos médico-legais, nomeadamente na identificação dos mortos. A especialidade de medicina dentária forense abrange geralmente três áreas básicas, a saber

- Identificação de restos humanos

- Litígios relacionados com a má prática

- Processos penais, principalmente nos domínios da avaliação de marcas de mordedura e de casos de maus tratos, em especial de maus tratos a crianças.

A dentição humana é considerada um tecido duro análogo à impressão digital. Os dentes, com a sua variação fisiológica e os efeitos da terapia, permanecem nos registos ao longo da vida. [8]

2. PAPEL DAS DIFERENTES ESPECIALIDADES DE MEDICINA DENTÁRIA NA ODONTOLOGIA FORENSE:

2.1. PATOLOGIA E MICROBIOLOGIA ORAL:

A patologia e microbiologia oral é a especialidade da medicina dentária que se ocupa das doenças que afectam as regiões oral e maxilofacial. Esta especialidade é utilizada para estudos de estimativa de idade utilizando secções de dentes trituradas. As secções de esqueleto são as secções preparadas sem a utilização de qualquer produto químico, mantendo assim a anatomia e os constituintes normais. A técnica histológica é mais apropriada para situações post-mortem e também é significativa na estimativa da idade do desenvolvimento inicial da dentição[9]. As técnicas utilizadas para estimar a idade através dos dentes incluem a técnica de Gustafson, linhas incrementais de Retzius, Perikymata, formação de linhas pré-natais e pós-natais, racemização do colagénio na dentina, linhas incrementais cimentares e translucidez da dentina[10]. [Gustafson utilizou seis alterações dentárias relacionadas com o envelhecimento, nomeadamente, atrição, migração apical do ligamento periodontal, deposição de dentina secundária, oposição cementária, reabsorção radicular e transparência da dentina radicular[6]. [Estes padrões rítmicos podem ser alterados por vários factores externos, tais como distúrbios metabólicos, de modo a que as linhas possam parecer mais próximas ou os períodos de repouso possam ser prolongados. O número e o espaçamento das marcas incrementais na superfície do esmalte, conhecidas como perikymata, são considerados indicadores importantes dos padrões de crescimento dentário, pois fornecem informações sobre os tempos de formação da coroa e os processos de desenvolvimento subjacentes[12]. A formação de linhas pré-natais e pós-natais é considerada um indicador de nascimento[13]. [Estas linhas estão presentes tanto no esmalte como na dentina dos dentes decíduos e dos primeiros molares permanentes, indicando o desenvolvimento durante o período de transição entre os ambientes intrauterino e extrauterino. Assim, podem ser usadas para avaliar a quantidade de formação de esmalte pré-natal e pós-natal. Na dentina, estão presentes as linhas incrementais de Von Ebner e as linhas de contorno de Owen. Estas linhas são utilizadas para estimar a idade dos recém-nascidos ou dos fetos aquando da morte. A extensão da racemização do ácido aspártico na dentina coronal de dentes permanentes normais pode ser utilizada para estimar a idade de um indivíduo aquando da morte. [À medida que a idade avança, o ácido L-aspártico transforma-se em ácido D-aspártico. As linhas incrementais do cemento ajudarão a determinar a idade dos adultos[15]. [15] Uma das principais desvantagens deste método é a necessidade de extrair ou seccionar o dente. Não é prático em indivíduos vivos. A translucidez dentária é um dos parâmetros morfo-histológicos considerados melhores para a estimativa da idade dentária, não só em termos de precisão, mas também de simplicidade[16].

Diagrama esquemático mostrando as regiões onde o ADN pode ser extraído de :

Figura:1

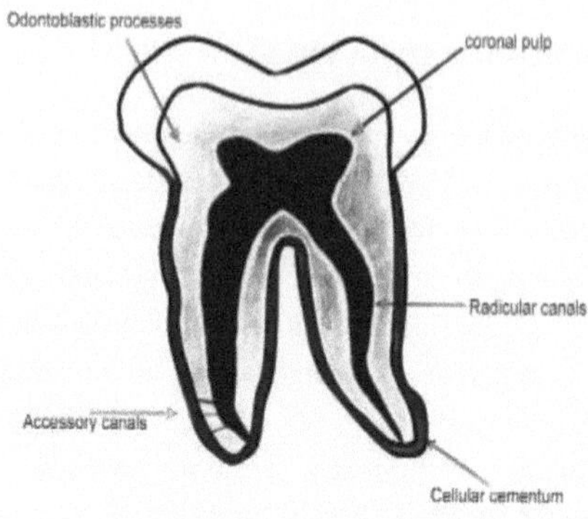

A dentina da raiz começa a tornar-se translúcida devido ao aumento da calcificação intra-tubular. A translucidez da dentina aumenta com a idade. As desvantagens deste método incluem a subestimação da idade nos grupos etários mais velhos devido ao abrandamento da esclerose da dentina e a junção irregular nas zonas translúcidas e não translúcidas, o que dificulta a medição do comprimento.

Quando os métodos convencionais de identificação dentária falham, o material de ADN (ácido desoxirribonucleico) dos dentes pode fornecer a ligação necessária para provar a identidade. Os dentes representam uma excelente fonte de material de ADN e o ADN encontra-se em locais distintos do dente (Figura 1). O ADN preservado e extraído dos dentes de um indivíduo não identificado pode ser comparado com uma amostra ante-mortem conhecida ou com um progenitor ou irmão.[17] As principais técnicas laboratoriais utilizadas para comparar e avaliar fragmentos de material de ADN de um suspeito ou vítima são as análises de polimorfismo de comprimento de fragmentos de restrição (RFLP) e de reação em cadeia da polimerase (PCR). O método atualmente preferido para extrair o máximo possível de ADN de alta qualidade é um método denominado trituração criogénica. Esta técnica envolve o arrefecimento de todo o dente a temperaturas extremamente baixas utilizando azoto líquido e, em seguida, triturando-o mecanicamente até obter um pó fino. A principal desvantagem deste método é o facto de o dente ter de ser completamente esmagado. Esta especialidade é também utilizada para a identificação de indivíduos através de distúrbios de desenvolvimento dos dentes, alterações regressivas dos dentes e tumores e quistos da cavidade oral[10].

2.2. MEDICINA ORAL E RADIOLOGIA:

A medicina e radiologia oral é a especialidade da medicina dentária que se ocupa da natureza, identificação e tratamento das doenças que afectam as regiões oral e maxilofacial. Esta especialidade é utilizada para estudos de estimativa da idade utilizando o método radiográfico. Os parâmetros utilizados para estimar a idade através do método radiográfico incluem a formação de dentina secundária, alterações na orientação do forame mental e do canal alveolar inferior, erupção e formação do terceiro molar inferior, padrão trabecular nos maxilares, rácio polpa/área dentária dos dentes e padrão da lâmina dura[10]. Medidas como a relação entre o diâmetro da polpa e o diâmetro da coroa e a relação polpa/área do dente são calibradas para avaliar a formação de dentina secundária[18, 19]. Além disso, o exame da mandíbula ajudará a avaliar aproximadamente a idade do indivíduo (ou seja, pela orientação do forame mental e do canal alveolar inferior na mandíbula). Os terceiros molares são os dentes mais variáveis na dentição e continuam a ser o indicador biológico mais fiável disponível para estimar a idade durante a adolescência média e o início dos vinte anos[20]. A estimativa da idade também é avaliada a partir do desenvolvimento radicular dos terceiros molares inferiores em comparação com a idade esquelética da articulação do pulso[21]. O padrão trabecular pode ser avaliado na mandíbula através de radiografias periapicais e panorâmicas[22, 23]. O padrão da lâmina dura também é considerado útil na estimativa da idade. Os tecidos dentários são muitas vezes preservados definitivamente após a morte. A identificação dentária assume um papel primordial na identificação dos restos mortais quando as alterações post-mortem, a lesão traumática dos tecidos ou a falta de um registo de impressões digitais invalidam a utilização de impressões visuais ou digitais[7]. Deve ser feito um levantamento completo da dentição utilizando o sistema da Federation Dentaire Internationale (FDI) ou qualquer outra nomenclatura[5]. Os dentes, os tecidos periodontais e as caraterísticas anatómicas normais são avaliados na identificação dentária comparativa. As radiografias periapicais e bitewing são utilizadas por rotina para fins de identificação. Além disso, as fases de cicatrização e a cronologia após a extração do dente e/ou a perda pós-traumática serão valiosas para referenciar a duração da alegada lesão. A comparação de radiografias ante-mortem e post-mortem é o método mais exato e fiável de identificação. Os odontogramas (descrição pictórica simbólica da dentição) constituem um esquema básico para comparar as caraterísticas dentárias ao nível mais simples[5]. Os princípios fundamentais da identificação dentária são os da comparação e da exclusão. Infelizmente, no cenário atual, os dentistas mantêm frequentemente registos dentários deficientes, o que resulta numa confusão que torna impossível a identificação dentária. É proposto um método de recuperação de casos mistos para a reutilização de conhecimentos de registos dentários com base no raciocínio baseado em casos[24], demonstrando que este método é muito eficaz em termos de redução do tempo de redação de registos médicos e de melhoria da eficiência e da qualidade. Este método também provou ser uma ajuda eficaz para os diagnósticos e fornece uma nova ideia para a gestão dos registos médicos e respectivas aplicações. A cheiloscopia é o estudo das impressões labiais. As impressões labiais são provavelmente únicas para os indivíduos e são registadas com batom[25]. O registo de impressões labiais humanas é problemático devido à sua natureza altamente deformável. Outro fator a considerar é a existência de algumas condições patológicas, como fossas labiais congénitas, linfangiomas e queilites, que podem invalidar o estudo das impressões labiais.

2.3. CIRURGIA ORAL E MAXILOFACIAL:

A cirurgia oral e maxilofacial é a especialidade da medicina dentária que se ocupa do tratamento cirúrgico e adjuvante das doenças, lesões e deformidades da região oral e maxilofacial. Esta especialidade é utilizada para a identificação de indivíduos através de fracturas maxilamandibulares e dento-alveolares, reparações cirúrgicas e implantes e sobreposição craniofacial[10]. Normalmente, a avaliação de danos acidentais ou deliberados nos dentes e maxilares é da competência do cirurgião oral. No entanto, em muitos casos em que estes danos podem ser relevantes para uma atividade criminosa, o cirurgião oral tem de comparecer perante o tribunal para uma investigação médico-legal. A sobreposição craniofacial está estabelecida como um método de identificação complementar à recolha de impressões digitais. As fotografias podem ser comparadas com imagens do crânio e as radiografias podem ser comparadas com o crânio para reconstruir a face[26]. A fiabilidade da técnica depende em grande medida da experiência e do juízo subjetivo do perito que faz a sobreposição. A investigação atual está a explorar os recentes desenvolvimentos da tecnologia informática para aperfeiçoar esta técnica[27]. [27, 28] Na autópsia, o procedimento de osteotomia LeFort I é efectuado para obter acesso total aos dentes e às estruturas intra-orais[29].

2.4. PAEDODONTIA:

A pedodontia é a especialidade da medicina dentária que se ocupa do tratamento de doenças dentárias em crianças. Esta especialidade é utilizada para estudos de estimativa de idade que incluem a sequência de erupção, a tabela de Schour e Massler, o método de Demirjian utilizando a tabela de maturação dentária e as fases de calcificação de Nolla[10]. A erupção dentária e a calcificação dentária são os dois eventos que podem ser utilizados para medir a idade dentária em crianças e adolescentes[9]. As pequenas variações na formação e erupção dentária entre as pessoas fizeram com que a estimativa dentária da idade cronológica fosse o principal método de determinação da idade para as pessoas mais jovens[30]. A tabela de Schour e Massler serve para estimar a idade dentária na dentição em desenvolvimento. Esta tabela permite comparações diretas com radiografias. O método de Demirjian, baseado em sete dentes, é utilizado para determinar as pontuações de maturidade dentária, estabelecendo tabelas de pontuações de maturidade e gráficos de desenvolvimento específicos para cada género[31]. As fases de calcificação de Nolla baseiam-se na identificação radiográfica de fases de calcificação morfologicamente distintas[32]. A maioria dos dentistas não tem conhecimentos adequados sobre o reconhecimento e a comunicação de casos suspeitos de abuso de crianças[33]. O consultório dentário deve manter registos completos e legíveis em arquivo para a potencial identificação forense de uma criança.

2.5. PERIODONTIA:

A periodontia é a especialidade da medicina dentária que se ocupa das doenças das gengivas e de outras estruturas em redor dos dentes. Esta especialidade é utilizada para estudos de estimativa de idade que incluem periodontose (recessão gengival), transparência radicular e comprimento radicular[34, 35]. Esta especialidade é também utilizada para a identificação de indivíduos através da morfologia e patologia gengival, morfologia e patologia do ligamento periodontal e estado do osso alveolar[10].

2.6. PRÓTESE DENTÁRIA:

A prótese dentária é a especialidade da medicina dentária que se ocupa da substituição de dentes em falta e das estruturas relacionadas da boca ou do maxilar por dispositivos artificiais. Esta especialidade é utilizada para a identificação de indivíduos através de dentaduras e próteses, marcação de dentaduras, análise de marcas de mordida e rugoscopia palatina[10]. As impressões dentárias, como o vinil siloxano e o poliéter, são geralmente recomendadas para registar provas de marcas de mordedura[36]. Recomenda-se que os moldes sejam preparados utilizando gesso dentário tipo II e que sejam feitos moldes adicionais duplicando os moldes principais[37]. 37] A rugoscopia palatina é o estudo das rugas palatinas e da sua singularidade em relação aos indivíduos, podendo constituir uma fonte fiável de identificação[38]. [38] As dimensões palatinas são sensivelmente maiores nos homens do que nas mulheres. É correto dizer que qualquer item que registe informações sobre os dentes do suspeito pode servir como base de comparação na identificação. Estes incluem modelos de estudo, dentaduras antigas, moldeiras de branqueamento personalizadas e talas personalizadas. [7] Foi registado um caso de identificação de um suspeito utilizando uma dentadura artificial. Foi o primeiro caso identificado com a ajuda da odontologia forense no Estado de Kerala, na Índia [39]. [39] Existem diferentes métodos sugeridos para a marcação de dentaduras na identificação. Estes incluem métodos de gravação, métodos de inclusão, inserções metálicas e micro-chips[40]. [40] O autor propôs um método simples para a identificação de dentaduras, utilizando uma folha de chumbo na radiografia periapical intra-oral como agente de inclusão. [41] A introdução de um sistema uniforme de nomear e codificar as dentaduras pelos dentistas será de grande ajuda na identificação[39]

2.7. ORTODONTIA:

A ortodontia é a especialidade da medicina dentária que se ocupa da prevenção ou correção das irregularidades dos dentes. Esta especialidade é utilizada para a identificação de indivíduos através da rotação e má posição dos dentes, aparelhos ortodônticos e reconstrução ortodôntica[10]. A reconstrução ortodôntica pode ser feita numa vítima de homicídio utilizando a técnica de sobreposição eletrónica. A identificação racial é muito útil em catástrofes em que podem estar envolvidas diferentes raças. O índice cefálico ajuda a identificar a raça (Quadro I). [10]

Tabela I: Índices em ortodontia

1. Dimorfismo sexual:

a. Índice do canino mandibular

Índice do canino mandibular = <u>Largura mesiodistal da coroa</u>
Largura do arco intercanino (ponta da cúspide)

b. Índice do primeiro molar inferior

Índice do primeiro molar inferior = <u>Largura mesiodistal da coroa</u>
Largura do arco intermolar (Fossa central)

2. identificação da raça:

a. Índice cefálico

Índice cefálico = <u>100 x Largura do crânio</u>
Comprimento do crânio

O dimorfismo de género pode ser estudado utilizando o índice do canino mandibular e o índice do primeiro molar mandibular (Tabela I)[10].

Considera-se que os caninos mandibulares demonstram a maior percentagem de dimorfismo de género entre todos os dentes na sua largura mesio-distal[42]. [42] Os caninos mandibulares podem ser considerados como os dentes-chave para a identificação, uma vez que são os últimos dentes a serem extraídos em relação à idade. Para além dos caninos, o primeiro molar seria o dente com maior probabilidade de apresentar o maior dimorfismo sexual univariado[43]. [43] Esta especialidade é utilizada para estudos de estimativa de idade através da cefalometria. Os parâmetros cefalométricos variam com a idade e têm também um papel importante nos estudos de diferenciação racial[44]. [44] Na estimativa do estado pubertário, o estado dentário é avaliado por radiografia ortopantomográfica (OPG) e o estado esquelético é determinado por radiografia do pulso da mão. [10]

2.8. ODONTOLOGIA COMUNITÁRIA:

A medicina dentária comunitária é a especialidade da medicina dentária que se ocupa da comunidade e da sua saúde dentária ou oral agregada, em vez de se ocupar do paciente individual. Esta especialidade é utilizada para a identificação de indivíduos com fluorose endémica. [10] A fluorose endémica é um fator geográfico; por exemplo, é mais prevalente no distrito de Kanyakumari, Tamil Nadu e no distrito de Nalgonda, Andhra Pradesh, na Índia. [45, 46] A presença de fluorose dos dentes numa pessoa não identificada dá uma pista de que a pessoa é de uma área endémica, o que ajudará na identificação. Os grupos prevalecentes de cárie dentária, doença periodontal e cancro oral numa população, o tipo de material de restauração utilizado e o desenho da restauração podem dar algumas informações importantes sobre o grupo socioeconómico. [As catástrofes em massa podem ser classificadas em calamidades naturais, acidentes e ataques criminosos (atentados terroristas). A identificação de um grande número de vítimas em catástrofes de massa é complexa e o processo de identificação é fundamentalmente o mesmo que o da identificação dentária comparativa de rotina. [47] A identificação humana em catástrofes em massa continuará a beneficiar dos avanços tecnológicos. A negligência é um termo mais lato que se refere à incapacidade de exercer competências, conhecimentos ou cuidados, resultando em lesões para o paciente[30]. [30] O dentista é considerado negligente quando não cumpre os seus deveres para com o doente. A cobrança de materiais ou procedimentos que não foram utilizados ou efectuados são exemplos de fraude. Em casos de fraude e negligência dentária, o dentista pode servir como testemunha especializada para fazer inferências sobre factos físicos com base na experiência comum[48]. 48] Os dentistas podem ser chamados a examinar e a dar parecer sobre casos de suspeita de abuso de idosos[49]. [49] Os dentistas podem ser chamados a dar um parecer sobre a perda de dentes em casos de homicídio, uma vez que a perda de um dente é designada como ofensa grave nos termos da secção 320 do Código Penal Indiano (I.P.C.). Noutros sistemas penais são aplicáveis variações relevantes desta lesão grave, como a perda de órgãos ou de funções.

3. PAPEL DA DENTISTERIA CONSERVADORA E DA ENDODONTIA NA ODONTOLOGIA FORENSE:

A medicina dentária conservadora e endodontia é a especialidade da medicina dentária que se ocupa da etiologia, prevenção, diagnóstico e tratamento das afecções que afectam a polpa dentária, a raiz e os tecidos periapicais. Esta especialidade é utilizada para a identificação de indivíduos através de restaurações e obturações de canais radiculares[10]. [10] Presumivelmente, os indivíduos com restaurações numerosas e complexas são muitas vezes mais fáceis de identificar do que os indivíduos com poucas ou nenhumas restaurações. [7] As restaurações desempenham um papel importante no processo de identificação, uma vez que os vários materiais de restauração têm uma resistência variável a temperaturas elevadas. [50]

A aplicação de dados endodônticos para a identificação de indivíduos em odontologia forense está a aumentar. Esta tendência pode ser atribuída principalmente ao registo radiográfico de rotina dos dados e à persistência dos materiais utilizados na obturação dos canais radiculares, muitos dos quais são capazes de sobreviver a um ataque de incineração[51]. 51] Do ponto de vista forense, a endodontia desempenha um papel valioso no fornecimento de provas radiográficas ante-mortem (AM) sólidas para comparação com achados post-mortem em identificações humanas[52]. 52] A odontologia forense é um ramo especial da medicina dentária que trabalha em paralelo com os tribunais, fornecendo provas para elucidar circunstâncias civis e criminais[53]. 53] Especificamente, os dentistas forenses desempenham um papel essencial na identificação de corpos carbonizados, putrefactos e decompostos, bem como de restos de esqueletos, nos quais as impressões digitais já não estão disponíveis[54]. 54] A identificação dentária de seres humanos é frequentemente efectuada através de uma abordagem comparativa[54]. 54] Basicamente, os dados ante-mortem (AM) obtidos a partir de registos de tratamentos dentários (por exemplo, radiografias, registos escritos, moldes dentários e fotografias) são recolhidos em clínicas privadas e comparados com dados post-mortem (PM) obtidos durante exames cadavéricos[55]. 55] Neste contexto, a Endodontia surge como uma fonte potencial de dados AM, uma vez que os passos das intervenções endodônticas são sistematicamente registados nos processos clínicos, juntamente com o registo detalhado dos exames imagiológicos[56]. [Esta fonte específica de dados de AM permite a deteção de caraterísticas únicas, tais como a morfologia radiográfica das câmaras pulpares e dos canais radiculares, a altura das cristas ósseas alveolares, a fase de formação da raiz e a presença de dilacerações e lesões periapicais, [56,57] A compreensão da anatomia do canal radicular e das suas variações

3.1. Conhecimentos sobre as variações anatómicas da raiz e do canal radicular:

Na dentição humana, foi relatada uma ampla gama de variações anatómicas em cada tipo de dente [58]. Por exemplo, a ocorrência de raízes supranumerárias na dentição humana primária e permanente está bem documentada e a prevalência pode atingir até >30% nos molares mandibulares, e os relatórios actuais continuam a demonstrar elevadas percentagens de canais mesiais médios nos molares mandibulares, uma ocorrência mais comum de canais duplos e três nos dentes anteriores e pré-molares maxilares do que o anteriormente relatado, respetivamente [59]. [59, 60, 61, 62, 63, 64] Por conseguinte, um odontologista forense deve estar ciente destas variações anatómicas e dos seus pontos de referência radiográficos, o que pode facilitar a identificação pessoal post mortem quando comparada com os registos ante mortem. [65] A aplicação da -tomografia computorizada de feixe cónico -(CBCT) pode ajudar o odontologista forense a identificar essas variações anatómicas. [66]

3.2. RESTAURAÇÕES:

Estão registados vários estudos que utilizam radiografias dentárias relativamente à utilização bem sucedida de restaurações dentárias para efeitos de identificação. Em relação ao padrão da restauração de amálgama, a medida de singularidade dos padrões de restauração de amálgama na dentição superior e inferior foi investigada por Philips, que descobriu que os padrões de restauração de amálgama no primeiro molar eram relativamente comuns e, por conseguinte, tinham uma baixa medida de singularidade. No entanto, se o padrão da restauração de amálgama no primeiro molar fosse combinado com os padrões de um ou mais outros dentes, então a singularidade aumentava acentuadamente e melhorava a probabilidade de identificação dessa pessoa. [67]

Num estudo realizado por Borman e Grondahi (1990), a aparência radiográfica dos dentes e restaurações de dois conjuntos de radiografias de asas de mordida foram comparadas por sete observadores treinados em odontologia. A questão colocada foi se a imagem radiográfica de uma única restauração de amálgama composta num dente posterior era única. Foi pedido a todos os sete observadores que identificassem todos os casos em que estavam presentes restaurações simples. Os resultados mostraram que os erros foram cometidos por um total de cinco dos sete observadores. [68] A tendência relativamente recente para a medicina dentária estética resultou na introdução de materiais compósitos da cor dos dentes para substituir a amálgama. Este facto abriu uma nova área de investigação relativamente à avaliação radiográfica dos materiais compósitos para efeitos de identificação. No entanto, se for possível demonstrar que as radiografias ante e post-mortem de uma única restauração de compósito no mesmo dente apresentam a mesma morfologia, esta singularidade pode ser utilizada para efeitos de identificação. [69, 70]

3.2.1 RELATO DE UM CASO DE IDENTIFICAÇÃO COM BASE NO RESTAURO:

No sábado, dia 1 de setembro de 1934, um jovem agricultor chamado Tom Griffiths descobriu o corpo gravemente queimado de uma jovem mulher a sair de um bueiro na estrada Albury-Howlong, a 4,5 km de Albury, N.S.W. Austrália. Vestido com o que restava de um pijama amarelo e branco, com um saco de juta sobre a cabeça e os ombros, o corpo estava deitado de lado, numa posição agachada, com os pés dentro do bueiro. No dia seguinte, na casa mortuária do Albury District Hospital, foi efectuada uma autópsia pelo Dr. Leslie Woods, um médico de clínica geral que desempenhava também as funções de médico oficial do Governo. O Dr. Woods descreveu o corpo como tendo "entre vinte e trinta anos de idade, dois dentes em falta no maxilar inferior direito e o dente de trás do maxilar inferior com uma obturação de ouro - o resto dos dentes era natural e estava em bom estado". Concluiu que a morte se deveu a "fratura do crânio e laceração do cérebro infligidas entre um e quatro dias antes de o corpo ser encontrado". Num esforço para identificar a vítima, que veio a ser conhecida como "A rapariga do pijama de Albury", a polícia pediu a ajuda de um dentista local, Francis Herbert Jackson. Jackson, que não tinha experiência anterior em odontologia forense, compareceu na morgue do hospital em três ocasiões distintas: segunda-feira 3 de setembro, quarta-feira 5 e sexta-feira 7[71]. [71] Nas duas primeiras visitas, examinou a boca e removeu um total de seis dentes obturados. Ele também relatou que sete dentes haviam sido perdidos antes da morte. Na sua terceira visita, Jackson tirou impressões da parte superior e inferior da boca e fez moldes de gesso a partir delas. De seguida, colocou os seis dentes que tinha extraído nas cavidades bucais

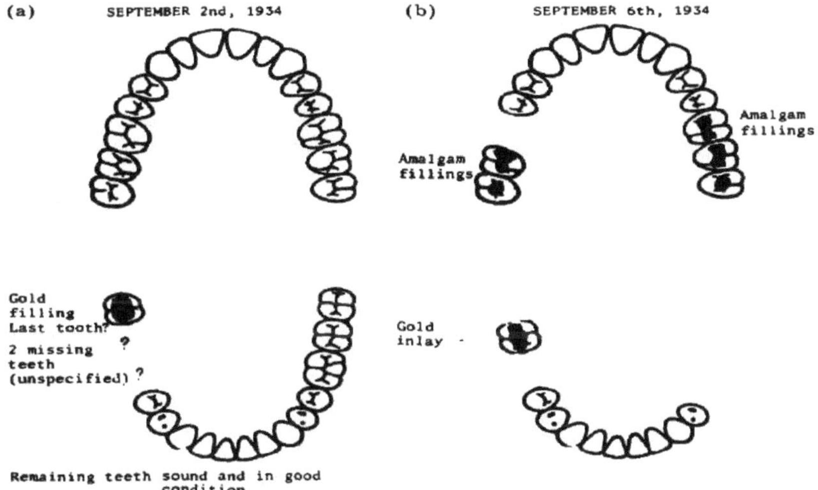

Fig. 2. Gráficos dentários compilados a partir de dados divulgados pela polícia, dezembro de 1934. (a) Dr. Woods; (b) Dr. Jackson; (c) Dr. Jackson, revisto. nos moldes "aproximadamente na mesma posição em que se encontravam na boca". Fotografias destes modelos e descrições das restaurações foram então distribuídas a dentistas de toda a Austrália, na esperança de que o trabalho pudesse ser reconhecido e uma identificação conseguida (Fig. 2). O exame da boca de Jackson foi menos minucioso do que poderia ter sido, facto que 10 anos mais tarde lhe causaria a humilhante experiência de ter de admitir perante um júri do Supremo Tribunal que tinha nomeado erradamente um primeiro molar como segundo molar, e que tinha deixado passar completamente as obturações em dois pré-molares[72, 73]. [72, 73] O corpo foi acondicionado em gelo na casa mortuária do hospital e mantido à vista do público, tendo sido também expostas fotografias do mesmo na esquadra da polícia.

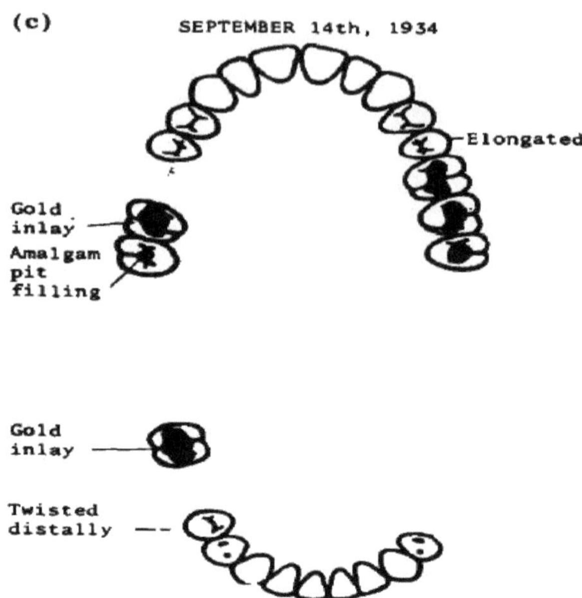

Apelos públicos de ajuda foram feitos em todo o país. Apesar de muitas centenas de pessoas terem visto as fotografias e o corpo nos primeiros dias da investigação, não foi possível fazer uma identificação aceitável. Depois de várias semanas sem sucesso, o corpo foi embalsamado e mais tarde levado para a Universidade de Sidney, onde poderia permanecer armazenado num banho de formol enquanto houvesse qualquer possibilidade de estabelecer a identidade da vítima[71]. [71] A polícia responsável pelo caso estava convencida de que a identificação visual era o único meio fiável de identificação e encomendou a um artista que fizesse desenhos do rosto tal como poderia ter sido em vida. Cópias destes desenhos foram também amplamente divulgadas.

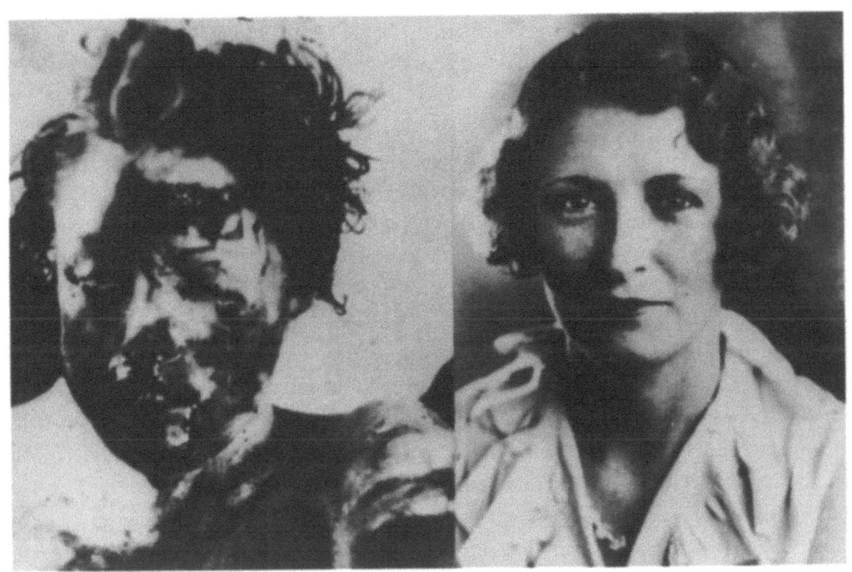

Fig. 3. Esquerda: "A rapariga do pijama"; Direita: Linda Agostini

Em julho de 1935, em Melbourne, Victoria, a polícia entrevistou um jornalista italiano chamado Antonio Agostini, cuja mulher, Linda, tinha desaparecido e tinha sido dada como desaparecida por um amigo. Agostini viu o corpo mas não reconheceu a sua mulher (Fig. 3). Revelou que, alguns anos antes do seu desaparecimento, a sua mulher tinha recebido tratamento dentário de um dentista de Sydney chamado W. J. O'Brien. O Sr. O'Brien disse à polícia que tinha feito a obturação de 8 dentes, incluindo o primeiro molar superior direito, a uma Linda Agostini[71]. [71] Esta informação excluiu imediatamente a identificação da rapariga do pijama como Linda Agostini porque, de acordo com o relatório de Jackson, a rapariga do pijama tinha apenas seis obturações e o primeiro molar superior direito estava ausente. A polícia fez grandes esforços para identificar a vítima. Localizaram mais de 3000 raparigas desaparecidas e as suas investigações estenderam-se a 87 países, mas a sua identidade permaneceria um mistério durante dez anos. Foi realizado um inquérito em Albury

em 1938, perante o médico legista do distrito, Sr. Swiney, que excluiu a identificação de Linda Agostini apenas com base nas provas dentárias e concluiu que a morte fora causada por "graves lesões no crânio e no cérebro, aparentemente infligidas de forma criminosa e maliciosa". [71] Entre os que tinham vindo ver o corpo estava um médico de Sydney e detetive amador, chamado Dr. Thomas Alexander Palmer Benbow. Com a cooperação da polícia, o Dr. Benbow examinou cuidadosamente o corpo e efectuou as suas próprias investigações. Sugeriu que o corpo da rapariga do pijama era o de uma rapariga desaparecida de 26 anos chamada Anna Philomena Morgan, que a polícia não conseguira localizar. Benbow afirmou ter descoberto 17 pontos de comparação entre Morgan e o corpo da rapariga do pijama. Entrevistou a mãe da rapariga, uma tal Mrs. Routledge, que anteriormente tinha visto o corpo da rapariga do pijama mas não o tinha conseguido identificar. Com o Dr. Benbow, ela voltou a ver o corpo e identificou-o positivamente como sendo o da sua filha desaparecida. No entanto, a polícia mostrou-se cética, embora um dentista chamado Leonard Bell tenha declarado que tinha removido o primeiro molar superior direito de Anna Morgan quando esta tinha cerca de 12 anos e concordado com a identificação de Jackson do segundo molar superior direito. Só em 1944 é que houve uma pausa, quando dois novos detectives foram colocados no caso. Fizeram o que deveria ter sido feito dez anos antes - arranjaram um terceiro dentista para examinar os dentes do corpo da rapariga do pijama. O Dr. Magnus, professor da Faculdade de Medicina Dentária da Universidade de Sydney, assistido pelo Dr. Baird, efectuou este exame e encontrou uma obturação de silicato em cada um dos dois dentes pré-molares, e o primeiro molar superior direito estava presente[71]. [71] O segundo molar estava ausente e o seu lugar era ocupado pelo terceiro molar. Isto era consistente com o registo do Sr. O'Brien do seu tratamento de Linda Agostini e confirmava a identificação da rapariga do pijama como Linda Agostini. Quando António Agostini foi confrontado com o facto da identificação, admitiu que em agosto de 1934 tinha acidentalmente matado a sua mulher, uma alcoólica, durante uma luta no seu apartamento em Melbourne, e que tinha levado o seu corpo no seu carro na mesma noite para o local onde a rapariga do pijama foi encontrada. Agostini foi preso e acusado de homicídio. No inquérito e julgamento subsequentes, realizados em Melbourne, Victoria, as provas de identificação dividiram-se em duas categorias - visual e dentária[71]. [71] Verificou-se que tinha havido muita confusão e controvérsia sobre caraterísticas físicas como a cor dos olhos, as proporções relativas das mãos, membros e o tamanho e forma dos seios do corpo e os de Linda Agostini. Além disso, a aceitação total pela polícia da descrição de Jackson dos dentes e restaurações, os registos de O'Brien do seu tratamento de Linda Agostini e a insistência da polícia de que a identificação visual era a única esperança fiável, impediram a identificação durante o tempo que durou. A notável semelhança dos desenhos do corpo do artista com Anna Philomena Morgan, e a sua falta de semelhança com Linda Agostini, aumentaram a confusão (Fig. 4). O'Brien declarou em tribunal que não era sua prática fazer fichas dentárias para os seus pacientes, mas que preferia um sistema de registos de "livro de registos", e Bell disse ao tribunal que não mantinha quaisquer registos, mas que se baseava na sua própria memória sem ajuda dos tratamentos que tinha dado a um paciente mais de 20 anos antes! Jackson admitiu livremente o seu erro, o que é compreensível nas circunstâncias, uma vez que descreveu o choque que sentiu ao ter de efetuar uma tarefa tão revoltante e enervante como nunca antes tinha encontrado. Agostini foi devidamente condenado por homicídio involuntário e sentenciado a seis anos de prisão[71]. 71] Em retrospetiva, este caso é um marco na história da odontologia forense[74]. [74] Salienta os perigos inerentes à fiabilidade da identificação visual e a necessidade de recorrer sempre a peritos com formação e experiência em odontologia forense. Salienta também a importância da inclusão deste domínio especial nos currículos de licenciatura de todas as escolas de medicina dentária, bem como da formação especializada de pós-graduação neste domínio.

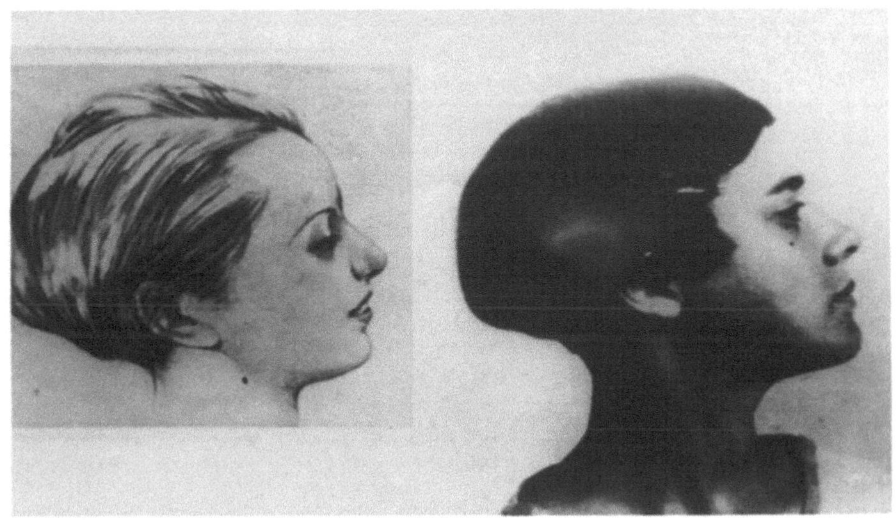

Fig. 4. Esquerda: Impressão artística da Rapariga do Pijama Direita: Anna Philomena Morgan.

3.2.2 UMA NOVA TÉCNICA PARA A DETECÇÃO POST-MORTEM DE RESTAURAÇÕES COLORIDAS:

A identificação de cadáveres desconhecidos é feita principalmente por exame dentário e comparação com registos dentários precisos. Por conseguinte, é necessário examinar cuidadosamente os maxilares e localizar todas as restaurações dentárias da cor dos dentes. O facto de as obturações dentárias serem negligenciadas pode impossibilitar uma identificação positiva. A técnica descrita prepara o tecido duro dentário natural através do condicionamento com ácido fosfórico a 37%. No passo seguinte, um indicador colore o tecido dentário rugoso, mas não o material de restauração polido. Desta forma, todos os 15 materiais de restauração dentária testados puderam ser detectados com elevada sensibilidade. [75]

Tabela 2:

Overview of all tested dental filling materials

	Filling material	Manufacturer
Composite (acrylate filling materials)	Arabesc	Voco
	Z-100	3M
	Charisma Single Dose	Kulzer
	Alphaplast	DMG
	Compoglass	Vivadent
	Durafill	Kulzer
	Dyract	De Trey
	Heliomolar	Vivadent
	Helio Progress	Vivadent
	Herculite XRV	Kerr
	Pekafill NF	Bayer Dental
Plastic fissure sealant	Helio Seal	Vivadent
Glasionomer cement (aluminium-silicate-polyacrylic acid cement)	Ketac Fill	Espe
	Chem Fil Superior	De Trey
Ceramic	In – Ceram	Vita

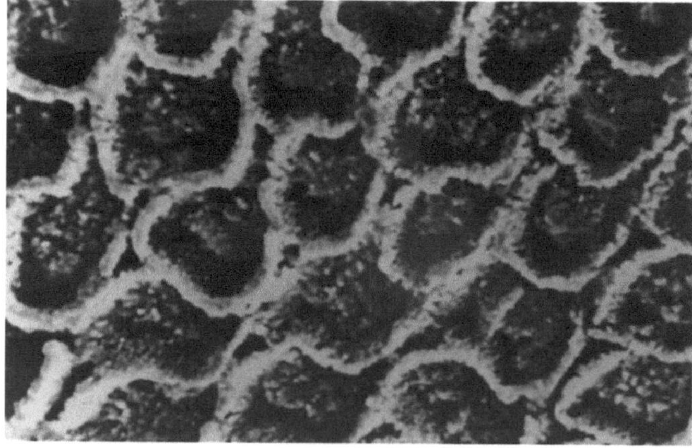

Figura 5: Padrão de gravação retentiva de 300-500 mm de profundidade (SEM 360 ')

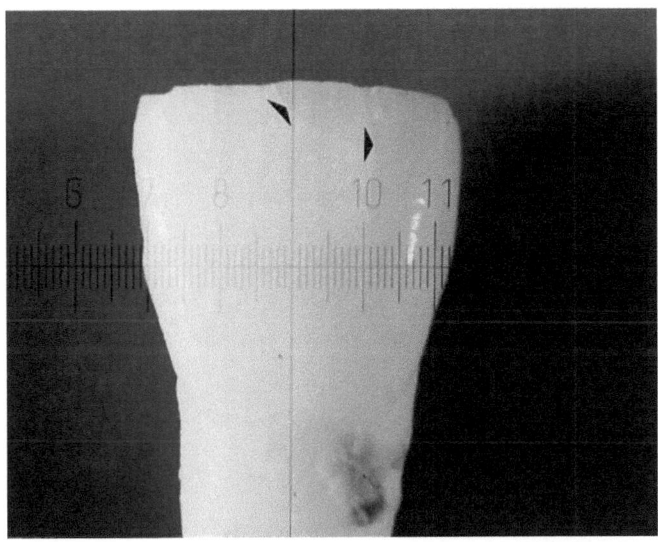

Figura 6: A superfície vestibular de um incisivo superior esquerdo com várias fendas (*pontas de seta*). Trata-se de fendas de uma obturação dentária de cor natural ou de fendas de esmalte?

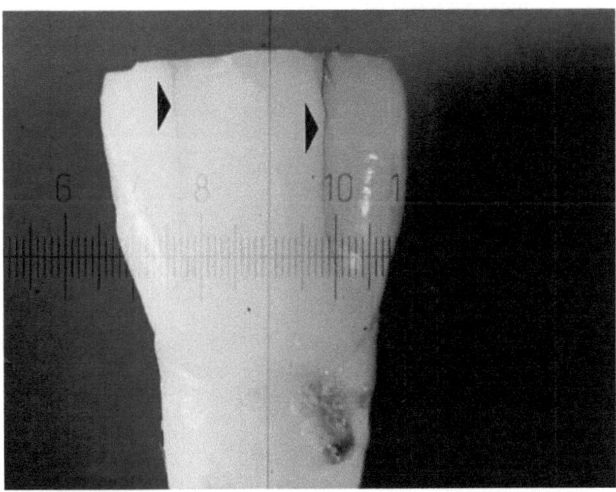

Figura 7: O mesmo dente colorido com cloreto de benzalcónio e tinta, como descrito nas técnicas antigas. Uma grande quantidade de corante penetra na fenda

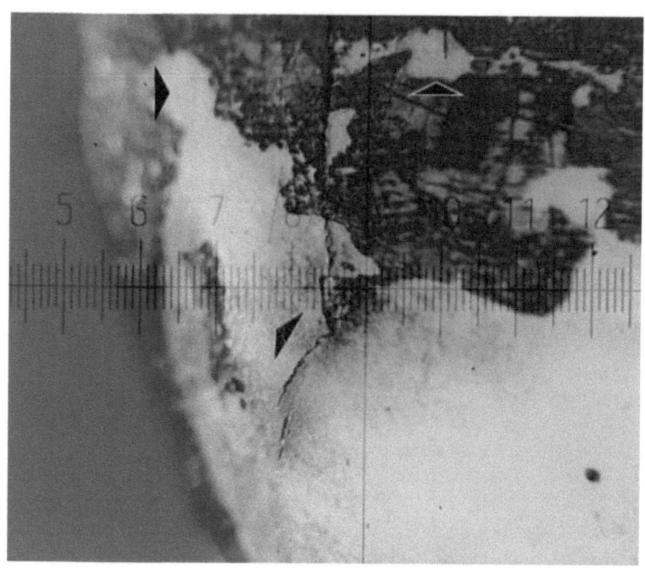

Figura:8 O mesmo dente após preparação com ácido fosfórico durante 120 s e aplicação de tinta. O limite da restauração está bem definido. Não há confusão entre a fenda do esmalte no meio e a fenda da restauração (*ponta de seta*)

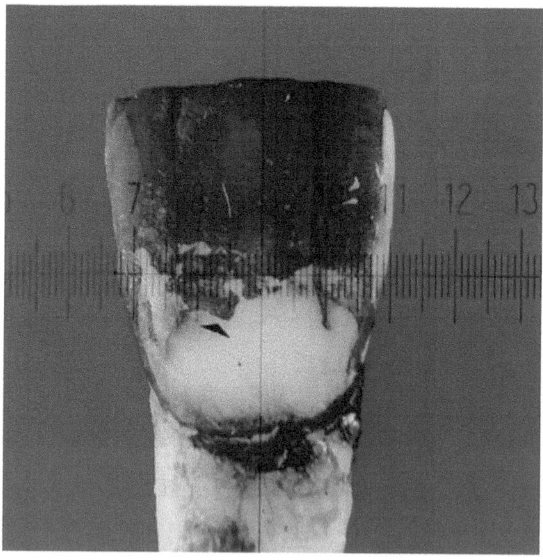

Figura:9 Restos de colagem (*pontas de seta*) nas áreas mastigatórias após a colocação de uma restauração acrílica. Estes restos de acrílico podem dar uma indicação do último tratamento dentário da pessoa

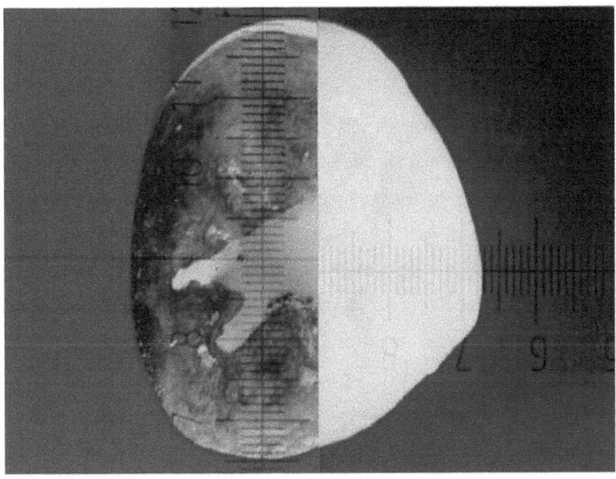

Figura:10 Selante de fissuras em plástico antes (*direita*) e depois (*esquerda*) da deteção com a
nova técnica

A técnica foi testada in situ e com maxilares isolados durante autópsias forenses. Além disso,
os dentes extraídos para fins ortodônticos foram preparados com uma cavidade de uma e duas
superfícies. Cada dente foi preenchido com um compósito diferente atualmente disponível ou
com um selante de fissuras de plástico (Tabela 2). [76, 77]

A abordagem consistiu em duas etapas:

1. Após a limpeza dos dentes com água e escova de dentes, toda a coroa clínica foi
condicionada com ácido fosfórico a 37% durante 120 s. O ácido foi absorvido num gel
de elevada viscosidade. O ácido foi aplicado com uma seringa. Esta técnica permitiu ao
examinador colocar o ácido corretamente na cavidade oral. Os maxilares ressecados
podem ser inundados com ácido num copo. Após 120 s, os dentes são limpos com água
e secos com gaze. Apenas o esmalte fica rugoso, resultando num padrão de gravura
retentiva com 300-500 mm de profundidade (Fig. 5)

2. .2. Numa segunda fase, os dentes foram cobertos com tinta azul como indicador. A tinta
foi também aplicada com uma seringa. Depois de o indicador ter reagido durante 120 s,
o excesso foi removido com água pulverizada.

A deteção post-mortem é um procedimento indireto que mancha o esmalte à volta de uma
restauração. Uma vez que a rugosidade dos materiais de obturação dentária é mínima, a tinta
escorre para fora deles, mas penetra no tecido duro natural rugoso. Utilizando a técnica descrita,
15 materiais de obturação diferentes puderam ser facilmente reconhecidos (Fig. 8). A

sensibilidade do método também foi suficientemente elevada para detetar inserções acrílicas muito pequenas, denominadas bonding, que são utilizadas durante a preparação para obturações dentárias de compósito (Fig. 9). De acordo com Lutz e Meier [78], deve assumir-se que estes restos de ligação são danificados por abrasão e atrito durante a mastigação ao longo de um período de 4 meses. A deteção destes pequenos restos de acrílico pode dar uma indicação do último tratamento dentário da pessoa. Os selantes plásticos de fissuras são utilizados na profilaxia da cárie. Jakobsen et al [79] publicaram um caso forense em que a deteção destes selantes de fissuras por microscopia eletrónica de varrimento (SEM) foi a única ajuda para uma identificação positiva. A técnica descrita neste artigo é suficientemente sensível para detetar estes selantes de fissuras e sugere uma alternativa prática à deteção SEM (Fig. 10). A nova técnica também permite a pronta discriminação entre uma fenda de esmalte e uma lacuna numa restauração (Fig. 6, 7, 8). Todos os dentes podem ser condicionados e corados por este método. As diferenças de contraste baseiam-se nas diferenças individuais de cristalização do prisma de esmalte. Não ocorreram queimaduras químicas ou sujidade no rosto. O manuseamento não é perigoso para o investigador. A técnica é barata e pode ser uma ajuda adicional para todos os examinadores - dentistas ou não dentistas - que são confrontados com o exame dentário na prática forense.

3.3. RADIOGRAFIAS ENDODÔNTICAS:

Forrest e Wu ET AL [55] 2010, salientaram que as radiografias são a fonte mais fiável de dados AM para identificações humanas, uma vez que permitem a comparação com os achados PM. Além disso, as raízes dentárias preservam a informação morfológica durante mais tempo quando comparadas com as coroas dentárias, [55] que são constantemente submetidas a intervenções dentárias. Durante o planeamento do tratamento endodôntico, esta informação morfológica é registada radiograficamente e pode ser usada mais tarde para fins forenses. [As radiografias periapicais também são úteis para identificar materiais de obturação dos canais radiculares, como guta-percha, pontas de prata, selantes de canais radiculares, além de pinos metálicos e de fibra, e restaurações coronárias pós-endodônticas. A complexidade e a variabilidade no desenho e na colocação do pino, no material do núcleo e nas restaurações coronais fornecem caraterísticas adicionais de individualização para cada dente tratado. [55] Um estudo realizado por Khalid et al. demonstrou que as caraterísticas discriminatórias das imagens radiográficas de canais radiculares unitários obturados são tão significativas que podem ser únicas e utilizadas como uma ferramenta para efeitos de identificação.

As radiografias post-mortem são idealmente efectuadas de modo a que as condições originais apresentadas numa imagem ante-mortem sejam duplicadas o mais próximo possível, e a semelhança entre as duas imagens pode ser confirmada por sobreposição[55]. [55] As radiografias periapicais também são úteis para identificar materiais de obturação dos canais radiculares, como guta-percha-, pontas de prata, selantes de canais radiculares, além de pinos metálicos e de fibra, e restaurações coronárias pós-endodônticas. [55] É de salientar que a comparação das caraterísticas anatómicas dentárias na ausência de restaurações dentárias/endodônticas é mais complexa do que quando essas evidências estão presentes.

LIMITAÇÕES:

É importante salientar que a identificação humana utilizando radiografias dentárias tem limitações relacionadas com o tipo de corpo examinado e a qualidade dos registos AM utilizados no exame de odontologia forense. Nos corpos decompostos e esqueletizados, os dentes e materiais dentários presentes no exame PM estão mais preservados e geralmente podem ser comparados com as radiografias AM. [No entanto, em casos de corpos carbonizados, os dentes e materiais endodônticos podem estar degradados, e uma análise morfológica comparativa não seria possível, embora os materiais endodônticos possam ser rastreados mesmo quando expostos a altas temperaturas. [80, 81]

Outra limitação para o sucesso da identificação dentária utilizando radiografias endodônticas é a ausência desses registros ou, quando presentes, foram produzidos com baixa qualidade, ou com técnica inadequada ou o arquivamento foi incorreto[82]. Portanto, o profissional tem a obrigação ética e legal de produzir as radiografias odontológicas (convencionais ou digitais) e armazená-las adequadamente, principalmente para uso em fins forenses[83]. [83] Técnicas de imagem tridimensional utilizadas em endodontia. A utilização da CBCT e de várias outras modalidades de imagem 3D está a aumentar. O complexo dentário-pulpar apresenta alterações fisiológicas que resultam, principalmente, na redução do volume da câmara pulpar, decorrente da contínua deposição de dentina secundária. Há muito tempo que os cientistas forenses utilizam a diminuição do tamanho da câmara pulpar como um marcador importante para identificar a idade dos indivíduos[84]. [84] Os projectos existentes utilizam modalidades de diagnóstico 3D para examinar a relação entre a idade e as alterações relacionadas com a idade na relação entre o volume da polpa e o volume do dente com a utilização de micro-CT. [85, 86] Vários estudos também confirmaram que a TCFC permite o cálculo exato dos volumes dentários, e que o método é altamente reprodutível devido à boa concordância entre os examinadores[84, 87, 88, 89].

3.4. MATERIAIS ENDODÔNTICOS:

Um dente tratado endodonticamente contém potencialmente mais informação individualizada do que um dente não tratado endodonticamente e, como resultado, é uma fonte mais rica de dados de imagem comparativa. A obturação radicular básica consiste num cimento selador e num material de obturação do núcleo, mais comummente a guta-percha. Outras obturações radiculares são as pontas de prata e, mais recentemente, os materiais de obturação com núcleo à base de resina. O eugenol de óxido de zinco, a resina, o ionómero de vidro, o silicone e o hidróxido de cálcio são classificações de grupo para os cimentos endodônticos. A obturação dos canais radiculares e, consequentemente, a anatomia pós-preparação, será demonstrada pela radio-opacidade destes materiais numa radiografia pós-tratamento. Nalgumas circunstâncias, podem ser indicados pinos endodônticos. Estes pilares podem ser activos ou passivos, cónicos ou paralelos, e pré-fabricados ou moldados à medida. A liga de níquel-crómio, o aço inoxidável, a liga de titânio, a cerâmica, o zircónio e a fibra de carbono são materiais habitualmente utilizados no fabrico de pilares[55]. [55] Além disso, um dos estudos demonstra que a morfologia de um canal radicular único obturado é facilmente identificável através da comparação de radiografias ante e post-mortem. A obturação de dentes de raiz única usando guta-percha cria um padrão único que pode ser facilmente reconhecido usando radiografias. Este estudo também sugere que é altamente improvável que dois canais radiculares unitários obturados tenham exatamente a mesma aparência radiográfica. [90]

A tabela seguinte apresenta o aspeto radiográfico de vários materiais de obturação restauradores e endodônticos:

Tabela:3

RADIOPAQUE	SLIGHTLY RADIOPAQUE	RADIOLUCENT
Metallic Restorations (amalgam and gold), Stainless Steel and Chrome Crowns, Base Materials, Metallic Pins, Gutta Percha, Silver Points	Porcelain Restorations, Composite Restorations	Composite Restorations, Acrylic Restorations

Os dentes são componentes que muitas vezes sobrevivem a incêndios graves devido à sua composição particularmente resistente, influenciada pela proteção fornecida pelos tecidos moles da face. De facto, muitas vezes só estão disponíveis fragmentos de dentes, pelo que a obtenção das suas radiografias é mais importante. Um estudo examinou o comportamento de dentes tratados endodonticamente sob tensões térmicas, e os resultados mostraram que o material de obturação pode ser reconhecível até 1100°C; no entanto, uma aparência de "favo de mel" (áreas radiolúcidas dentro dos tratamentos endodônticos) foi observada acima de 600°C como resultado do amolecimento do material de obturação, que pode até fluir para preencher os canais radiculares ausentes. Alterações na forma e dimensão do material de obturação, especialmente se defeituoso, também podem ser observadas a temperaturas mais baixas. As limas partidas também podem ser observadas a estas temperaturas elevadas. As restaurações intracoronárias, tais como amálgama e obturações de resina composta, também podem manter a sua integridade a temperaturas elevadas. [91]

Outros investigadores examinaram as alterações físicas em dentes tratados endodonticamente em materiais após a sua exposição a temperaturas elevadas até 1000°C. [92] Os resultados mostraram que os tecidos e materiais dentários oferecem grande resistência a altas temperaturas. No entanto, a temperaturas superiores a 800°C, os materiais endodônticos (combinações de guta-percha/óxido de zinco eugenol e guta-percha/cimento de resina) tendem a mudar para uma tonalidade esbranquiçada semelhante a giz, que é difícil de reconhecer da dentina incinerada. [92]

3.5. UTILIZAÇÃO DE TÉCNICAS TRIDIMENSIONAIS PARA A DETERMINAÇÃO DO CANAL PULPAR E EXTIMAÇÃO DA IDADE:

-O complexo pulpo-dentinário -apresenta alterações fisiológicas que resultam, principalmente, na redução do volume da câmara pulpar, decorrente da contínua deposição de dentina secundária[93]. [Os cientistas forenses têm vindo a utilizar a diminuição do tamanho da câmara pulpar há muito tempo como um marcador importante para identificar a idade dos indivíduos. A radiografia panorâmica e periapical fornece uma abordagem não destrutiva válida para a estimativa da idade. No entanto, os bordos da polpa geralmente ficam desfocados, e os bordos difusos podem causar diferenças entre as medições do mesmo dente por diferentes observadores quando a -polpa tridimensional -(3D) é reproduzida numa -radiografia bidimensional-. 93, 94] A análise dos volumes da câmara pulpar e do dente é mais confiável do que o cálculo de áreas, possivelmente porque a formação de dentina secundária pode não ser uniforme ao longo de todas as superfícies pulpares e, portanto, as medições de áreas projetadas poderiam fornecer uma impressão incorreta da extensão desse processo[95]. [95] Os projectos existentes utilizam modalidades de diagnóstico em 3D para examinar a relação entre a idade e as alterações -relacionadas com a idade na relação entre o volume da polpa e o volume do dente com a utilização de microCT-. [94, 96] Vários estudos também confirmaram que a TCFC permite o cálculo preciso dos volumes dentários, e o método é altamente reprodutível devido à boa concordância -interexaminadores. [93, 95, 97, 98]

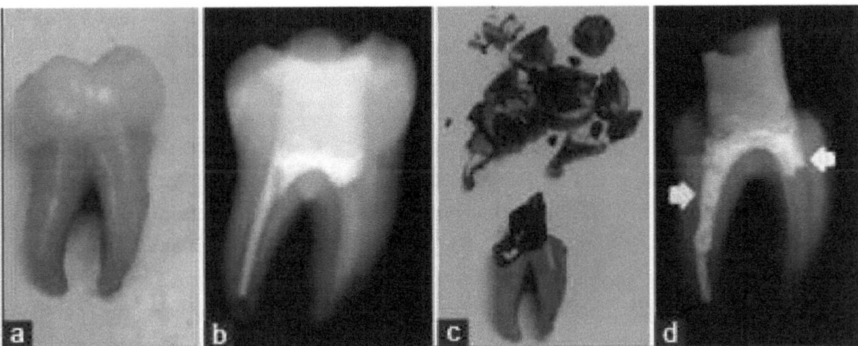

Figura 11: a) Uma amostra de um primeiro molar inferior extraído. b) Foi preparada uma cavidade de acesso e a raiz distal foi obturada com um cone simples (guta percha tamanho 30 - conicidade 0,04). A raiz mesial foi deixada sem tratamento, e a cavidade de acesso foi restaurada. A amostra foi introduzida num forno a 500°C durante 20 minutos. c) Após o arrefecimento, a amostra mostrou fratura da coroa em pedaços e a cor tornou-se preta. d) Uma radiografia periapical mostrando o efeito do calor na guta percha, em que os espaços deixados pela obturação inadequada na raiz distal foram preenchidos pela guta percha fundida, deixando alguns vazios (seta amarela). A guta percha derretida foi capaz de entrar alguns milímetros nos orifícios mesiais (seta branca)

3.6. ENDODONTIA E IDENTIFICAÇÃO PESSOAL FORENSE:

O número de canais radiculares dentro de um sistema de canais radiculares nem sempre é consistente; a raiz mesiovestibular dos molares superiores terá normalmente um segundo canal, [99, 100] o incisivo central mandibular pode ter dois canais radiculares, [101] os pré-molares mandibulares podem ter múltiplos canais, tal como os molares mandibulares, e existe muita variabilidade na morfologia dos canais radiculares dos pré-molares superiores [102]. [102] Além disso, existe variabilidade nos comprimentos dos canais radiculares, curvaturas e outras configurações dos canais radiculares, como os canais em forma de C. [103] Um dente tratado endodonticamente contém potencialmente mais informação individualizada do que um dente não tratado endodonticamente e, como resultado, é uma fonte mais rica de dados de imagem comparativa. A obturação radicular básica consiste num cimento selador e num material de obturação do núcleo, mais comummente a guta-percha. Outras obturações radiculares são as pontas de prata e, mais recentemente, os materiais de obturação com núcleo à base de resina. O eugenol de óxido de zinco, a resina, o ionómero de vidro, o silicone e o hidróxido de cálcio são classificações de grupo para os cimentos endodônticos[104]. [104] A obturação dos canais radiculares e, consequentemente, a anatomia pós-preparação, será demonstrada pela radio-opacidade destes materiais numa radiografia pós-tratamento. Os dentes que necessitam de tratamento endodôntico muitas vezes também têm uma perda substancial de estrutura dentária coronal e, por conseguinte, também necessitam de restaurações complexas. Devido à perda de estrutura dentária associada à patologia ou ao tratamento endodôntico, os dentes posteriores são normalmente indicados para restaurações de cobertura de cúspide. [105, 106] Nalgumas circunstâncias, podem ser indicados pinos endodônticos. Estes pilares podem ser activos ou passivos, cónicos ou paralelos, e pré-fabricados ou moldados à medida. A liga de níquel-crómio, o aço inoxidável, a liga de titânio, a cerâmica, o zircónio e a fibra de carbono são materiais habitualmente utilizados no fabrico de pilares[107]. A complexidade das restaurações coronárias e a variabilidade do material do pilar e do núcleo, o desenho e a colocação proporcionam caraterísticas individuais adicionais a cada dente tratado. Os procedimentos endodônticos necessitarão normalmente de radiografias para diagnóstico, tratamento e avaliação do sucesso pós-tratamento. As radiografias mais úteis para fins forenses são as radiografias pós-tratamento, e estas são de particular valor na medida em que as restaurações endodônticas são menos susceptíveis de serem recuadas ou aumentadas do que as restaurações intra-coronárias. Uma boa técnica radiográfica produz radiografias que visualizam os canais radiculares individuais e reduzem a sobreposição de estruturas anatómicas, permitindo uma imagem significativamente melhorada para avaliar ou comparar uma radiografia do canal radicular post-mortem. Os tratamentos dos canais radiculares fornecem uma grande quantidade de pormenores morfológicos, proporcionando dados valiosos para a comparação de radiografias de uma pessoa desaparecida conhecida e de uma pessoa falecida desconhecida, para responder à questão de saber se as duas imagens são provenientes da mesma pessoa.

A radiografia periapical digital e a TC fornecem abordagens válidas para a identificação pessoal forense. No entanto, a falta de procedimentos padronizados que protejam os dados radiográficos contra a manipulação e garantam a autenticação é uma das principais desvantagens da utilização de imagens digitais em medicina dentária. Os endodontistas devem estar conscientes do problema e das potenciais soluções relativas à proteção da imagem[108]. [108] A responsabilidade de um endodontista não se limita aos procedimentos de tratamento de canais radiculares, mas também se estende a eventos infelizes em que um paciente pode precisar de ser identificado com base nos seus registos ante-mortem. Por conseguinte, os endodontistas são fortemente encorajados a incluir o nome da marca de cada material endodôntico colocado num dente. [81] A avaliação das alterações físicas e químicas dos actuais instrumentos endodônticos de diferentes ligas e materiais de obturação de diferentes composições a temperaturas elevadas pode ser um tema de futuras colaborações de investigação entre investigadores de diferentes disciplinas (endodontia e odontologia forense). Isto é de particular importância porque os dentes de pessoas queimadas em incêndios de temperaturas extremamente elevadas são frequentemente o seu único meio de identificação. [109]

- A aplicação de procedimentos de tratamento de canais radiculares diminui a probabilidade de o material orgânico sobreviver na dentina radicular o suficiente para a extração de ADN[110]. 110] Um estudo mostrou que a extração de ADN pode ser bem sucedida mesmo após 3 meses de extirpação da polpa[111]. 111] Mesmo que o dente tratado com canal radicular avulsionado não apresente tecidos pulpares remanescentes, a dentina radicular (túbulos dentinários) e, mais importante, o cemento ainda podem ser fontes de ADN[110]. [110] Por conseguinte, um dente tratado com canal radicular avulsionado pode ser de particular importância quando não está disponível um dente intacto.

3.6.1. RELATÓRIOS DE CASOS SOBRE IDENTIFICAÇÃO PESSOAL FORENSE:

Num relatório de caso de forrest et al, [55] foram selecionados quatro casos dos registos do serviço de odontologia forense do Queensland Health Forensic and Scientific Services (QHFSS), que utilizou a comparação de restaurações endodônticas como parte do processo de identificação. Estes foram desidentificados e são apresentados como casos1-4 abaixo:

3.6.1.1. CASO 1: (Fig. 12)

A radiografia da pessoa desaparecida está à esquerda e a imagem do falecido está à direita. Uma breve nota manuscrita e uma radiografia dentária foram fornecidas como registo da pessoa desaparecida. O exame desta radiografia demonstrou a presença do tratamento do canal radicular no incisivo lateral superior esquerdo. A radiografia post-mortem correspondente demonstrou as semelhanças morfológicas entre as caraterísticas comuns a ambas as imagens. Embora as semelhanças evidentes das duas imagens sejam suficientes para apoiar a opinião de que provêm da mesma pessoa, as diferenças na posição do tubo e no sensor radiográfico de uma imagem para a outra não permitem a comparação direta das duas imagens por sobreposição[55].

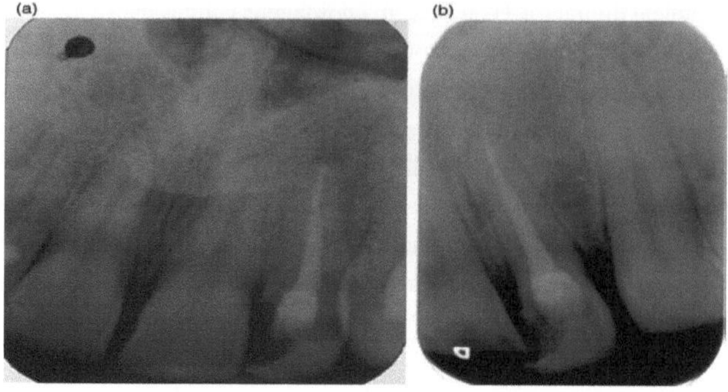

Figura 12: (Caso 1) - (a) Radiografia periapical de uma pessoa desaparecida. (b) Radiografia periapical correspondente do falecido

3.6.1.2 CASO 2: (Fig. 13)

A radiografia da pessoa desaparecida está à esquerda e a imagem do falecido está à direita. Durante um incidente traumático que levou à morte, o falecido tinha sofrido fracturas graves na mandíbula e no maxilar, e considerou-se que a manipulação post-mortem dos maxilares danificaria ainda mais os dentes. O registo dentário fornecido continha uma série de radiografias, incluindo a que é mostrada acima (à esquerda). Foi tirada uma radiografia correspondente do falecido sem perturbar os dentes ou os maxilares, e a comparação é mostrada acima. O acesso post-mortem a esta pessoa falecida foi restringido pela necessidade de preservar as provas e, por conseguinte, a posição do tubo de raios X e do sensor de película utilizados na radiografia do doente não pôde ser perfeitamente reproduzida, o que resultou em diferenças visuais nas restaurações entre as duas imagens que requerem uma interpretação cuidadosa antes de se poder formar uma opinião. Neste caso, a comparação visual da constelação de caraterísticas individuais das duas imagens, incluindo as caraterísticas da restauração endodôntica, a anatomia radicular e óssea e as restaurações coronais, é suficiente para sugerir que derivam da mesma pessoa, mas isto não pode ser demonstrado de forma rigorosa; continua a ser uma opinião baseada numa interpretação cuidadosa e pode ser contestada num tribunal. Felizmente, estavam disponíveis outras radiografias ante-mortem de outros quadrantes dentários, que permitiram confirmar rigorosamente a opinião (não mostrada). Este caso ilustra claramente a dificuldade de comparar imagens radiográficas obtidas quando o tubo de raios X e o sensor radiográfico foram colocados em posições diferentes, resultando em imagens que parecem ter diferenças consequentes. Este facto sublinha a importância de duplicar a posição do tubo de raios X e do sensor radiográfico, de modo a duplicar o mais possível os parâmetros posicionais entre as imagens ante-mortem e post-mortem antes de se efetuar a comparação. Quando se comparam rotineiramente radiografias dos mesmos objectos tiradas em condições diferentes, torna-se evidente a frequência com que as mesmas coisas podem parecer bastante diferentes em imagens diferentes. Também sublinha as potenciais armadilhas que podem surgir na comparação de uma radiografia post-mortem com um registo escrito do doente, em vez de uma radiografia ante-mortem, que é frequentemente realizada se as radiografias ante-mortem não estiverem disponíveis. Num caso deste tipo, preferimos indicar que as caraterísticas da comparação são consistentes com os registos ante-mortem que derivam da mesma pessoa (identidade consistente), em vez de recomendar que derivam da mesma pessoa (identidade estabelecida). A duplicação mais bem sucedida dos parâmetros radiográficos ante-mortem e post-mortem permite a utilização das técnicas de comparação preferidas e mais rigorosas ilustradas nos casos 3 e 4, abaixo. [55]

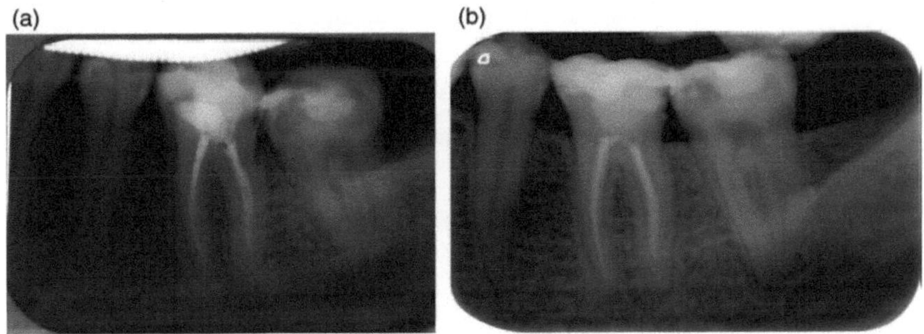

Figura 13 (Caso 2) - (a) Radiografia periapical de uma pessoa desaparecida. (b) Radiografia periapical correspondente do falecido

3.6.1.3 CASO 3: (Figs. 14 e 15)

A pessoa falecida estava gravemente putrefacta e não era visualmente identificável. A polícia tinha fornecido um registo dentário escrito para uma pessoa desaparecida e a comparação deste registo com as caraterísticas dentárias do falecido demonstrou uma coerência completa. Uma radiografia periapical (Fig. 14a) também foi fornecida com o registo dentário e mostrava a presença de um tratamento de canal completo no dente 16. A radiografia correspondente do falecido (Fig. 14b) mostrava um tratamento de canal no dente 16 com caraterísticas suficientes para demonstrar que as duas imagens provinham do mesmo indivíduo, fornecendo uma confirmação objetiva da identidade[55]. [55] Esta semelhança de caraterísticas pode ser ainda mais demonstrada pela sobreposição de imagens, mostrando o nível de certeza nas provas em que se baseou o parecer do perito fornecido ao médico legista (Fig. 15).

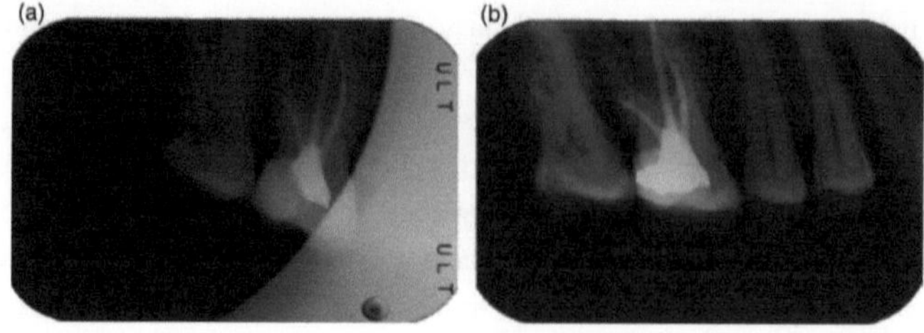

Figura 14 (Caso 3) - (a) Radiografia periapical de uma pessoa desaparecida. (b) Radiografia periapical correspondente do falecido

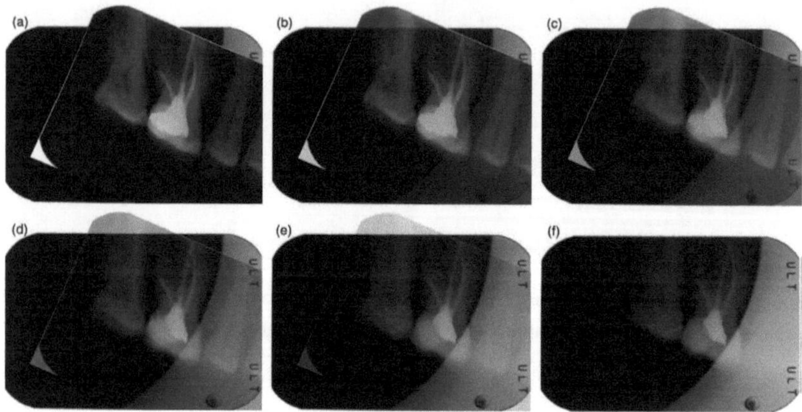

Figura 15 (Caso 3 - Sobreposição) - (a) 100% de opacidade. (b) 80% de opacidade. (c) 60% de opacidade. (d) 40% de opacidade. (e) 20% de opacidade. (f) 0% de opacidade. Sobreposição da radiografia de uma pessoa falecida sobre

3.6.1.4 CASO 4: (Fig.16)

Na comparação de imagens por subtração, as radiografias ante-mortem e post-mortem são sobrepostas. A parte superior das duas camadas da imagem é convertida num negativo e, em seguida, a sua opacidade é reduzida até que as caraterísticas comuns de ambas as imagens se anulem. No caso de uma correspondência absoluta, o resultado é uma imagem cinzenta neutra perfeita. No entanto, em situações do mundo real, raramente haverá uma correspondência perfeita entre duas imagens tiradas em momentos diferentes, em circunstâncias diferentes e com equipamento diferente, mas deverá haver um cancelamento suficiente das caraterísticas comuns para eliminar as dúvidas sobre a semelhança. Uma situação deste tipo é demonstrada na Figura 16, indicando que as imagens antemortem e post-mortem derivam do mesmo indivíduo. [55]

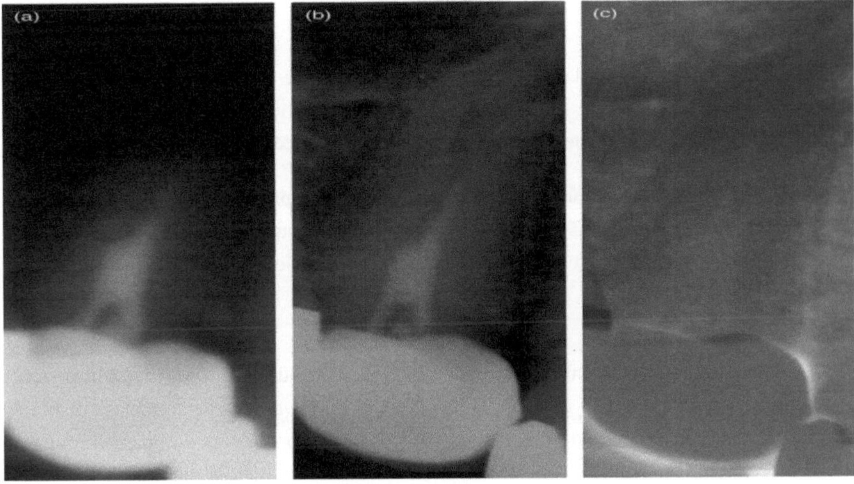

Figura 16 (Caso 4) - (a) Radiografia ante-mortem. (b) Radiografia post-mortem. (c) Imagem de subtração.

3.6.2 DISCUSSÃO SOBRE RELATÓRIOS DE CASOS:

Na sequência de uma investigação policial no âmbito de uma identificação forense de rotina, uma determinada pessoa desaparecida terá sido provisoriamente identificada como o candidato mais provável a ser uma determinada pessoa falecida. O odontologista forense é então solicitado a comparar quaisquer registos dentários disponíveis dessa pessoa desaparecida com as caraterísticas dentárias da pessoa falecida para determinar se é provável que ambas provenham do mesmo indivíduo. Assim, as caraterísticas dentárias do falecido não estão a ser comparadas com os dentes de todas as outras pessoas na Terra; trata-se de uma comparação individual e os resultados possíveis são:

1. Identidade estabelecida: todas as caraterísticas dentárias de ambos os registos apresentam uma concordância total, sem discrepâncias inexplicáveis numa base objetiva, como a comparação de imagens, pelo que a identidade pode ser estabelecida sem margem para dúvidas

2. Identidade consistente: todos os registos dentários apresentam concordância, sem discrepâncias inexplicáveis, mas está presente um número insuficiente de caraterísticas com valor probatório suficiente para comparação com a determinação da identidade para além de

dúvida possível.

3. Identidade possível: A identificação não pode ser excluída com base nas informações disponíveis, mas não é possível uma conclusão mais forte. O valor desta conclusão reside no facto de não encerrar a opção de obter mais registos dentários através de uma investigação policial subsequente ou da utilização de outros métodos de identificação, da mesma forma que uma exclusão o faz

4. Informação insuficiente disponível: não existe informação suficiente na qual se possa basear uma opinião. Mais uma vez, isto não impede a obtenção de registos dentários adicionais ou a utilização de diferentes métodos de identificação; e

5. Exclusão: Os dois conjuntos de registos dentários são claramente provenientes de indivíduos diferentes. Não é necessária qualquer investigação adicional sobre a pessoa presumivelmente desaparecida para comparação com esta pessoa falecida, e é evidente que é necessária uma investigação adicional para determinar a sua identidade. [55]

No caso ideal, as radiografias post-mortem são efectuadas de modo a que as condições originais em que a imagem ante-mortem foi obtida sejam duplicadas o mais fielmente possível. Nestas circunstâncias, a semelhança entre as duas imagens pode ser demonstrada através da sobreposição e, num caso excelente, da subtração digital de caraterísticas comuns a ambas as imagens. Embora essas comparações sejam de grande valor, os tratamentos de canais radiculares acrescentam uma dimensão adicional de individualização ao processo. A anatomia individual da câmara pulpar de um dente pode ser descrita pela morfologia da câmara pulpar coronal, pelo número e localização dos canais, pelo comprimento dos canais e pela morfologia dos canais. O número de canais radiculares dentro de um sistema de canais radiculares nem sempre é consistente; a raiz mesiovestibular dos molares superiores terá normalmente um segundo canal, o incisivo central mandibular pode ter dois canais radiculares, os pré-molares mandibulares podem ter múltiplos canais, tal como os molares mandibulares, e existe muita variabilidade na morfologia dos canais radiculares dos pré-molares superiores. Além disso, a variabilidade nos comprimentos dos canais radiculares, curvaturas e outras configurações dos canais radiculares, como os canais em forma de C, acrescentam uma infinidade de caraterísticas que podem distinguir um determinado sistema de canais radiculares de todos os outros. Um dente tratado endodonticamente contém potencialmente mais informação individualizada do que um dente não tratado endodonticamente e, consequentemente, é uma fonte mais rica de dados de imagem comparativos. A obturação radicular básica consiste num cimento selador e num material de obturação do núcleo, mais frequentemente a guta-percha. Outras obturações radiculares são as pontas de prata e, mais recentemente, os materiais de obturação com núcleo à base de resina. O óxido de zinco eugenol, a resina, o ionómero de vidro, o silicone e o hidróxido de cálcio são classificações de grupo para os cimentos endodônticos. A obturação dos canais radiculares e, consequentemente, a anatomia pós-preparação, será demonstrada pela radio-opacidade destes materiais numa radiografia pós-tratamento. Os dentes que necessitam de tratamento endodôntico muitas vezes também têm uma perda substancial de estrutura dentária coronal e, por conseguinte, também necessitam de restaurações complexas. Devido à perda de estrutura dentária associada a patologia ou tratamento endodôntico, os dentes posteriores são normalmente indicados para restaurações de cobertura de cúspide. Nalgumas circunstâncias, podem ser indicados pinos endodônticos. Estes pilares podem ser activos ou passivos, cónicos ou paralelos, e pré-fabricados ou moldados à medida. A liga de níquel-crómio, o aço inoxidável, a liga de titânio, a cerâmica, o zircónio e a fibra de carbono são materiais normalmente utilizados no fabrico de pilares. A complexidade das restaurações coronais e a variabilidade do material do pilar e do núcleo, o desenho e a colocação proporcionam caraterísticas individuais adicionais a cada dente tratado. Os procedimentos endodônticos necessitam normalmente de radiografias para diagnóstico, tratamento e avaliação do sucesso pós-tratamento. As radiografias mais úteis para fins forenses são as radiografias pós-tratamento, e estas são de particular valor na medida em que as restaurações endodônticas são menos susceptíveis de serem recuadas ou aumentadas do que as restaurações intracoronárias. Uma boa técnica radiográfica produz radiografias que visualizam cada um dos canais radiculares e reduzem a sobreposição de estruturas anatómicas, permitindo uma imagem significativamente melhorada com a qual se pode avaliar ou comparar uma radiografia post-mortem do canal radicular. A obtenção de uma boa reprodução post-mortem de uma radiografia fornecida constitui um forte argumento para expressar uma opinião que confirme a identidade com base numa constelação de caraterísticas únicas, particularmente se isto puder ser conseguido em mais do que um quadrante dentário no mesmo indivíduo. No entanto, a comparação das caraterísticas anatómicas dentárias na ausência de restaurações dentárias ou de provas de tratamento dentário é mais complexa do que quando essas provas estão presentes. As múltiplas caraterísticas individualizadoras de tratamentos menos comuns e mais complexos, como as estorações endodônticas, proporcionam uma excelente base de comparação. Por conseguinte, esperamos obter excelentes radiografias pós-tratamento com as quais possam ser comparadas radiografias post-mortem semelhantes para aumentar a base de provas sobre a qual pode ser emitido um parecer especializado. Atualmente, no QHFSS, asseguramos por rotina a realização de tomografias computorizadas dos restos mortais post-mortem. Com a crescente penetração da tecnologia de feixe cónico na prática dentária especializada e geral, é uma questão de tempo até podermos iniciar a comparação de imagens tridimensionais, o que aumentará ainda mais o grau de certeza. [55]

3.7. POTENCIAL DE DISCRIMINAÇÃO DOS DENTES TRATADOS COM CANAIS RADICULARES EM MEDICINA DENTÁRIA FORENSE:

Khalid et al. [90] realizaram um estudo para investigar o potencial discriminatório para a identificação da morfologia radiográfica de canais radiculares unitários obturados. Trinta radiografias periapicais de pacientes com tratamento endodôntico de canais radiculares únicos foram selecionadas aleatoriamente a partir da base de dados do sistema de raios X digital presente no departamento de restauração da Universidade de Ciência e Tecnologia, Sudão. As radiografias pós-operatórias foram consideradas como dados ante-mortem "Conjunto 1". Dez radiografias das trinta foram reimpressas, rotuladas de (A-J) e consideradas como dados post-mortem "Conjunto 2". Este grupo post-mortem de 10 radiografias "Conjunto 2" seria comparado com o grupo ante-mortem de 30 radiografias que constituem o "Conjunto 1". Estes dois conjuntos de radiografias seriam examinados por 40 pessoas com formação dentária. As trinta radiografias que constituem o "Conjunto 1" e as 10 radiografias que constituem o "Conjunto 2" foram fornecidas a cada um dos examinadores, aos quais foi pedido que fizessem corresponder as radiografias individuais post-mortem ("Conjunto 2") com as radiografias ante-mortem ("Conjunto 1"). O resultado demonstrou que 34 examinadores obtiveram uma taxa de sucesso de 100%, 4 examinadores obtiveram uma taxa de sucesso de 97,5% (1 erro de correspondência) e 2 examinadores obtiveram uma taxa de sucesso de 95% (2 erros de correspondência). As imagens radiográficas de dentes unirradiculares obturados neste estudo mostraram ter caraterísticas morfológicas altamente específicas. Propõe-se que, nos casos em que as radiografias ante e post-mortem de um canal obturado de raiz única mostram morfologia semelhante, esta morfologia comum pode ser usada como uma ferramenta no processo de identificação. [90]

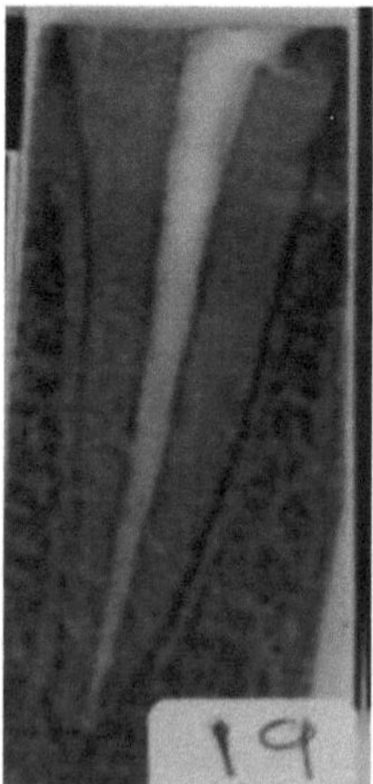

Fig.17: Um exemplo de radiografia representa o conjunto (1)

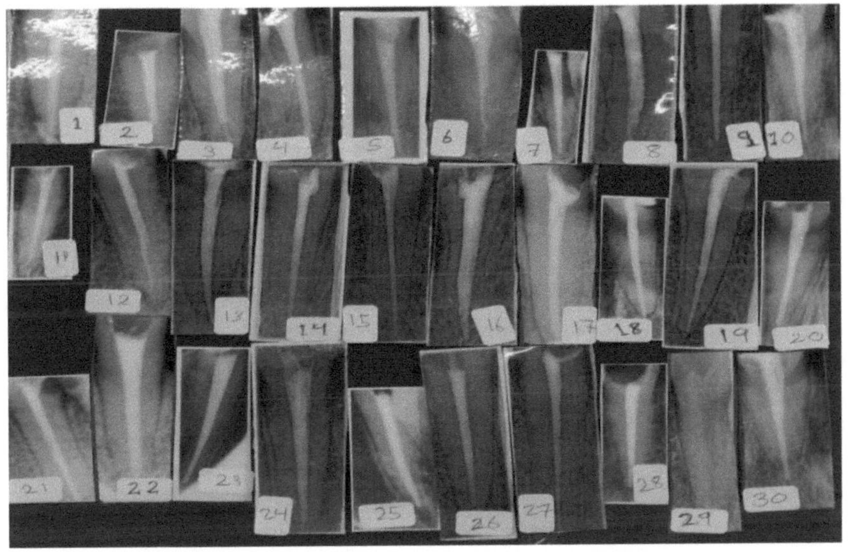

Fig.18: As radiografias representam ante-mortem rotuladas de (1-30)

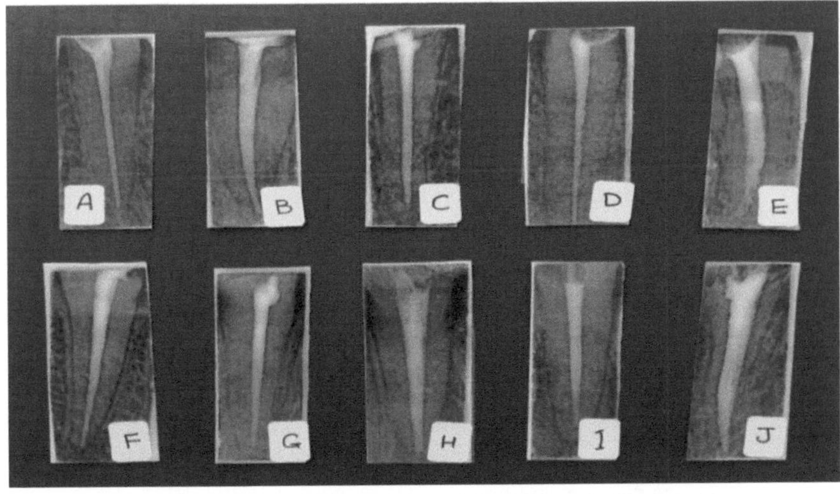

Fig.19: As radiografias representam o post-mortem rotulado de (A-J)

3.8. Implicações endodônticas na vida real em odontologia forense:

Rhonan Ferreira Silva et al, [52] realizaram um estudo que descreve três casos de vítimas desconhecidas de homicídio do sexo masculino examinados entre 2009 e 2012, no Instituto Médico Legal de Goiás, Centro-Oeste do Brasil.

3.8.1CASE1:

Em 2009, um corpo altamente decomposto foi encontrado perto de um rio. Após a investigação do local do crime, o corpo foi encaminhado para autópsia. O exame dentário revelou uma restauração não metálica no primeiro pré-molar inferior esquerdo (#34), um segundo pré-molar inferior esquerdo cariado (#35), uma restauração metálica no primeiro pré-molar inferior direito (#44) e molares ausentes [Figura 20]. A mandíbula foi dissecada para permitir um exame radiográfico PM adequado, que revelou tratamento de canal no dente #34 [Figura 21]. As investigações policiais sugeriram que o corpo pertencia a um homem de 30 anos de idade, desaparecido há 15 dias. Foi solicitado aos familiares da potencial vítima que fornecessem qualquer registo médico de AM. Foram obtidas radiografias periapicais datadas de 2008, que mostravam evidências de tratamento de canal realizado no dente #34 [Figura 15]. Além disso, ambas as radiografias de AM (2008) e PM (2009) mostraram a mesma morfologia do primeiro e segundo pré-molares inferiores esquerdos, bem como molares ausentes. Foram detectadas semelhanças adicionais ao analisar a perda óssea alveolar na região dos molares inferiores esquerdos. [52]

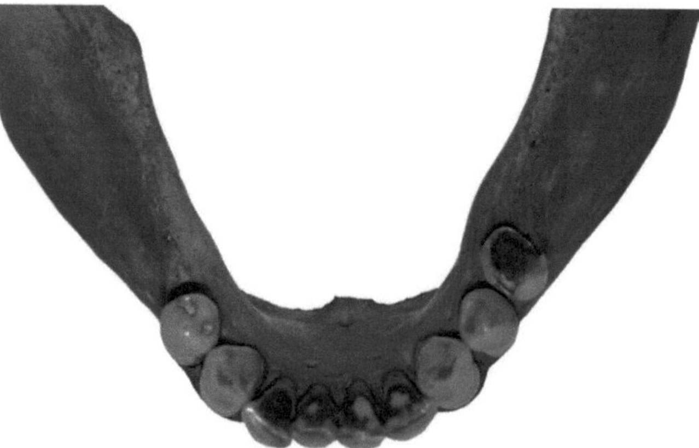

Figura:20 Fotografia post-mortem da mandíbula da vítima no caso

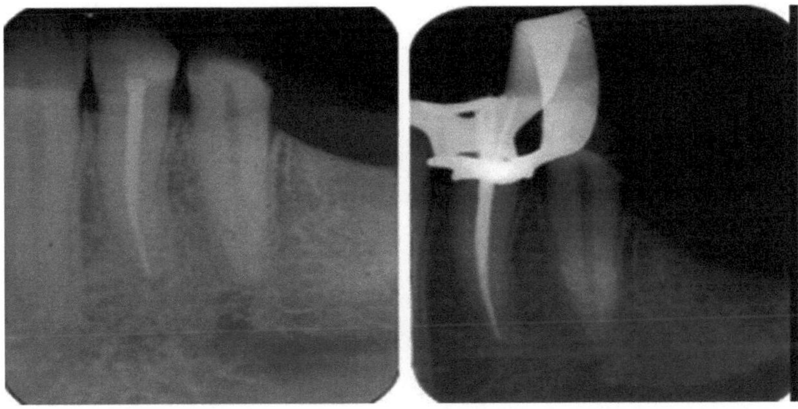

Figura:21 Comparação entre as radiografias periapicais (a) post-mortem (2009) e (b) ante-mortem (2008), revelando tratamento de canal no primeiro pré-molar inferior esquerdo e estrutura morfológica semelhante adjacente ao segundo pré-molar inferior esquerdo.

3.8.2 CASO 2:

Em 2011, um corpo também foi encontrado em estado altamente decomposto, novamente perto de um rio. A autópsia dentária revelou vários dentes cariados; dentes restaurados com materiais não metálicos; e alvéolos vazios na região anterior da mandíbula [Figura 22]. Radiograficamente, a vítima apresentava ligeiras dilacerações do segundo pré-molar inferior direito (#45); tratamento de canal no primeiro molar inferior direito (#46); desenvolvimento radicular incompleto do segundo (#47) e terceiro molares inferiores direitos (#48); e crista óssea alveolar estendendo-se obliquamente do segundo pré-molar inferior direito (#45) ao primeiro molar inferior direito (#46) [Figura 23]. A procura de dados de AM compatíveis resultou em radiografias periapicais endodônticas pré e pós-operatórias, datadas de 2009, relacionadas com o tratamento do dente #46 [Figura 23]. Além disso, as imagens revelaram que os dentes #45, #47 e #48 apresentavam desenvolvimento radicular incompleto. Também foi detectada uma crista óssea alveolar que se estendia obliquamente do dente #45 ao dente #46. A identificação dentária positiva foi alcançada considerando a evidência de correspondência de intervenções dentárias (tratamento endodôntico) e caraterísticas morfológicas. A confirmação adicional foi obtida no processo de estimativa da idade dentária, que revelou um intervalo de tempo de aproximadamente 2 anos para o desenvolvimento radicular dos dentes #47 e #48, compatível com o período decorrido de 2008 a 2011. [52]

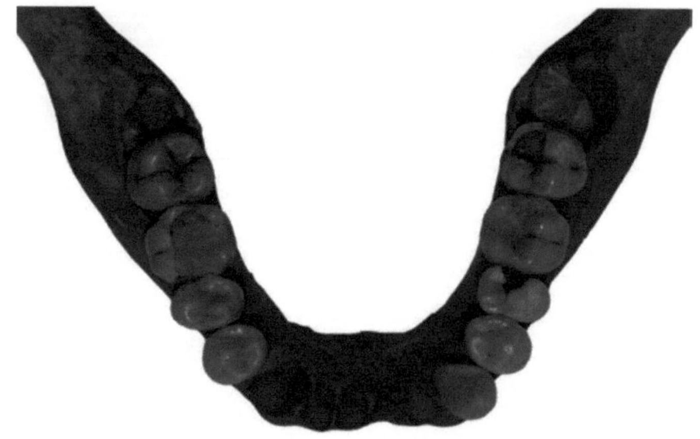

Figura:22 Fotografia post mortem da mandíbula da vítima em 2011

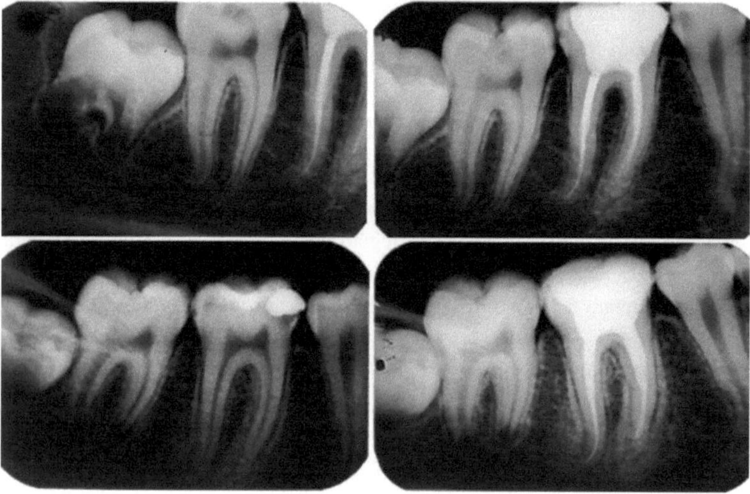

Figura23: Comparação entre (a e b) radiografias periapicais post-mortem (2011) e (c e d) ante-mortem (2009), revelando tratamento endodôntico no primeiro molar inferior direito, dilaceração do segundo pré-molar inferior direito e formação radicular incompleta no terceiro molar inferior direito.

3.8.3 CASO 3:

Em 2012, foi encontrado um corpo no campo. Os exames antropológicos do crânio e dos ossos pélvicos indicaram compatibilidade com um homem adulto desconhecido. Na autópsia dentária, foi detetado apenas um primeiro molar superior direito (#16) com coroa metálica

[Figura 24]. Radiograficamente, foi detectado tratamento endodôntico do dente #16, bem como um canino superior impactado (#13) posicionado transversalmente [Figura 25]. As investigações policiais indicaram uma compatibilidade inicial entre os restos esqueléticos e um homem de 45 anos de idade, desaparecido há 60 dias. Os familiares da potencial vítima forneceram radiografias periapicais e um ficheiro clínico contendo detalhes de intervenções endodônticas realizadas em 2008. Além disso, as radiografias que estabelecem o comprimento de trabalho endodôntico e avaliam o resultado pós-operatório do dente #16, revelaram o ápice do dente #13 [Figuras 19]. Ambos os dentes apresentavam caraterísticas únicas, que correspondiam positivamente aos achados do PM durante o procedimento comparativo, levando à identificação positiva da vítima. [52]

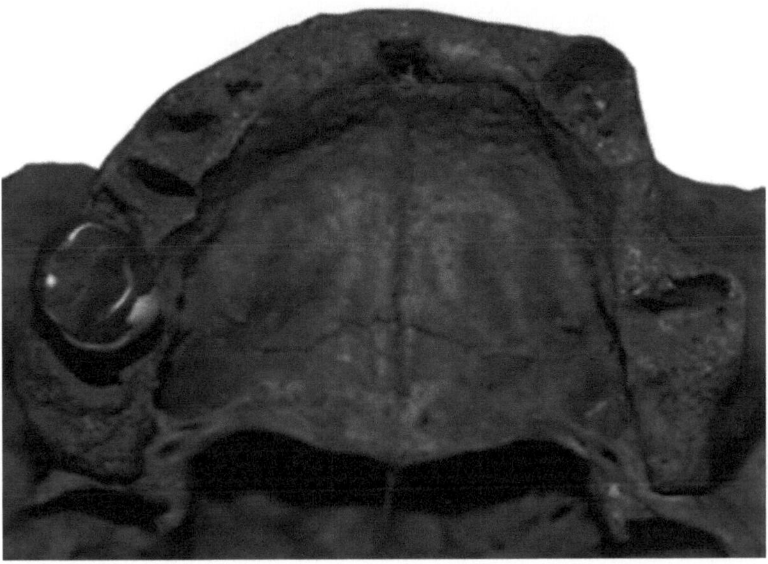

Figura 24: Fotografia post-mortem do maxilar da vítima no caso 3 (2012)

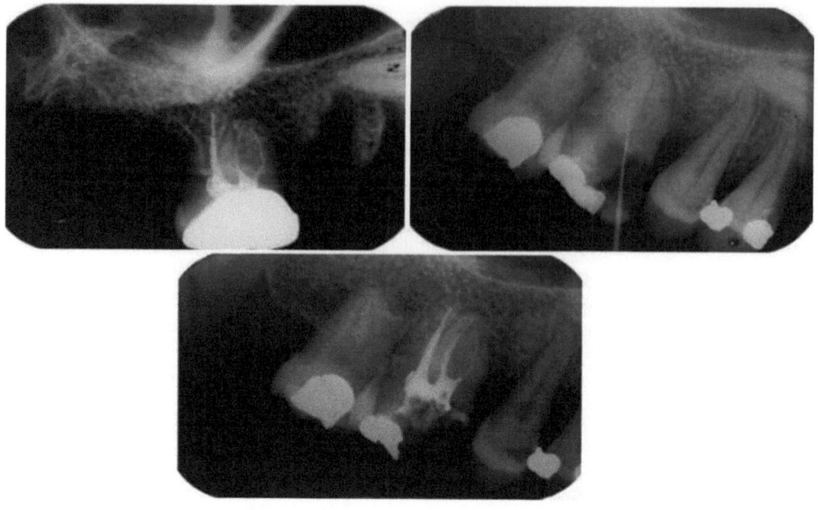

Figura 25: Comparação entre as radiografias endodônticas (a) post-mortem (2012) e (b e c) ante-mortem (2008), revelando tratamento endodôntico no primeiro molar superior direito e no ápice de um canino superior direito impactado transversalmente

DISCUSSÃO DE CASOS:

Nas últimas décadas, surgiu um interesse crescente na relação entre a endodontia e a odontologia forense. Na sua maioria, este interesse é justificado pelo facto de a endodontia exigir constantemente o registo radiográfico dos passos clínicos, enquanto a odontologia forense depende constantemente de provas radiográficas para identificações positivas fortemente apoiadas. Forrest e Wu, [55] 2010, destacaram que as radiografias são a fonte mais fiável de dados AM para identificações humanas, pois permitem a comparação com os achados PM. Além disso, as raízes dos dentes preservam a informação morfológica durante mais tempo quando comparadas com as coroas dentárias [55], que são constantemente submetidas a intervenções dentárias. Durante o planeamento do tratamento endodôntico, esta informação morfológica é registada radiograficamente, podendo ser posteriormente utilizada para fins forenses. Nos casos aqui descritos, os registos radiográficos endodônticos foram úteis e permitiram a identificação positiva das vítimas com base na evidência de tratamentos de canal e caraterísticas morfológicas. Da mesma forma, Spyropoulos e Liakakoy, [57] 1990, conseguiram uma identificação humana positiva usando informações radiográficas de um único segundo pré-molar superior direito. Anos mais tarde, Weisman, [109] 1996, contribuiu para a literatura médica publicando um caso de identificação positiva baseado na interface entre a medicina legal e a endodontia. Recentemente, Silva *et al.*, [56] 2014, relataram uma identificação humana positiva com base na combinação de caraterísticas morfológicas únicas do seio maxilar; tratamento de canal; e dentes ausentes detectados em radiografias endodônticas periapicais, confirmando o potencial forense dentro desta fonte de evidência. É importante salientar que a identificação humana através de radiografias dentárias tem limitações relacionadas com o tipo de corpo examinado e a qualidade dos registos de AM utilizados no exame de odontologia forense. Nos corpos decompostos e esqueletizados, os dentes e materiais dentários presentes no exame PM estão mais preservados e geralmente podem ser comparados com as radiografias AM. Entretanto, nos casos de corpos carbonizados, os dentes e materiais endodônticos podem estar degradados, não sendo possível uma análise morfológica comparativa, embora os materiais endodônticos possam ser rastreados mesmo quando expostos a altas temperaturas. Outra limitação para o sucesso da identificação dentária por meio de radiografias endodônticas é a ausência desses registros ou, quando presentes, foram produzidos com baixa qualidade, técnica inadequada ou arquivamento incorreto. Portanto, o profissional tem a obrigação ética e legal de produzir as radiografias odontológicas (convencionais ou digitais) e armazená-las adequadamente, principalmente para uso em fins forenses. No Brasil, o Código de Ética Odontológica exige que o cirurgião-dentista arquive os prontuários de seus pacientes por tempo indeterminado,[52] e a violação das normas éticas previstas no documento pode resultar em penalidades que vão desde uma advertência até a revogação da carteira profissional[52].

3.8.4 CASO 4:

ENDODONTIA NA IDENTIFICAÇÃO DE VÍTIMAS DE QUEIMADURAS:

A identificação de pessoas queimadas para além do reconhecimento é uma tarefa muito difícil, muitas vezes quase impossível. Os dentes e os seus restos são por vezes a única prova que resta e que pode ser utilizada para estabelecer uma identificação positiva. [109]

HISTÓRIA DE CASO:

Pouco antes de limitar a sua prática à endodontia, em 1965, o autor teve um paciente do sexo masculino, de 31 anos de idade, encaminhado ao consultório para cuidados dentários de rotina. **Uma** série de radiografias de boca inteira deste paciente revelou uma lesão crónica assintomática no ápice do incisivo lateral superior direito (Fig. 26). Foi iniciada uma terapia endodôntica e o canal foi limpo e modelado, sendo depois selado

com um penso medicado. Na segunda visita, o canal foi obturado usando condensação lateral e vertical com guta-percha e Kerr's Pulp Canal Sealer, Rickert's Formula (Fig. 27). A radiografia (Fig. 28) revelou uma boa osteogénese e não se verificou qualquer desconforto, fístulas mucosas ou outros sintomas desagradáveis. O paciente nunca mais voltou para qualquer outro tratamento dentário e perdeu-se o contacto com este paciente. [109]

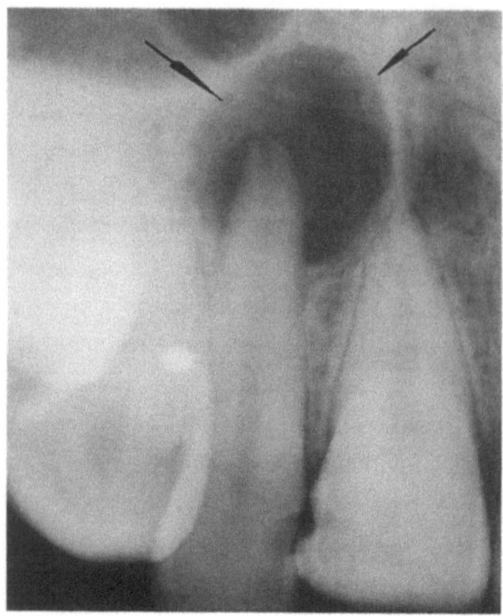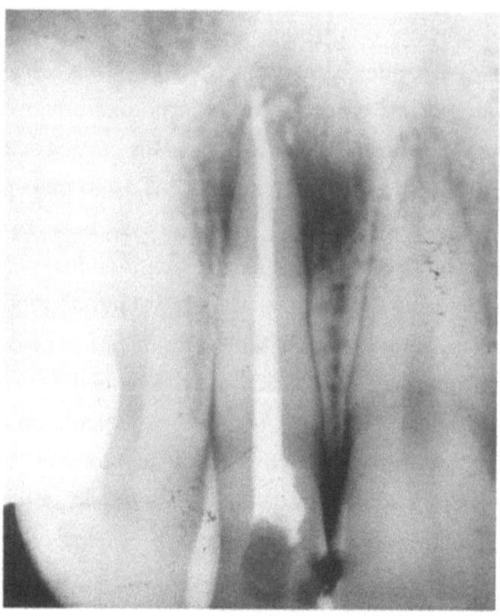

Figura 26: Película periapical da radiografia operatória lateral direita superior não vital do Incisivo com uma grande área radioluscente

Figura 27: tratamento endodôntico pós imediato do incisivo lateral direito

Cerca de quatro anos mais tarde, a casa deste doente foi completamente consumida por um incêndio intenso. A conflagração foi tão grave que partes metálicas do seu automóvel, localizado na garagem, derreteram. O companheiro do paciente não estava em casa na altura. Os restos de um corpo foram encontrados, colocados num saco de borracha e transportados para uma casa mortuária local. A polícia e o médico legista foram chamados a este caso para ajudar a identificar os restos mortais. Contactaram o autor, que tinha sido o dentista geral da alegada vítima quatro anos antes. [109]

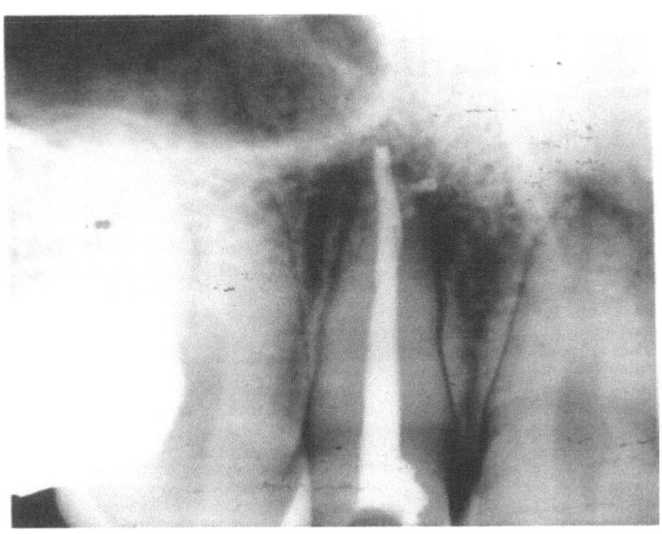

Figura 28: Um filme de 6 meses ilustrando a osteogénese

Os agentes da autoridade não conseguiram localizar nenhum outro dentista que esta vítima de queimaduras tivesse visitado. O autor foi notificado para ir à casa mortuária ajudar a identificar a vítima. É de notar que o autor nunca tinha identificado uma pessoa falecida. Ao ver os restos mortais no contentor de cadáveres, apenas se observaram cinzas carbonizadas embebidas em água, semelhantes a carvão, de fragmentos de ossos do esqueleto. Não havia tecidos moles nem qualquer semelhança com uma figura humana. Após cerca de duas horas de procura de restos faciais ou dentários, foram recolhidos uma pequena porção delicada da parte anterior do maxilar, um pedaço da parte posterior do maxilar direito com duas raízes (uma das raízes tinha uma liga aderente à dentina) e uma interessante raiz anterior enegrecida. Com exceção da raiz, os fragmentos acima referidos eram extremamente friáveis e muito delicados. Estas peças quebradiças foram colocadas numa caixa forrada com algodão macio e levadas para o consultório dentário acompanhadas por um detetive. [109]

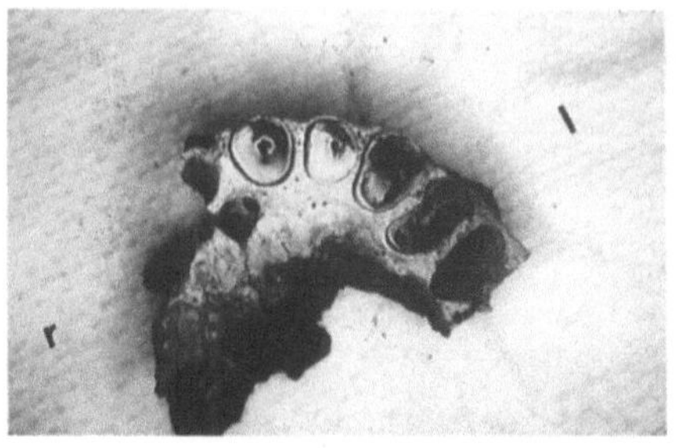

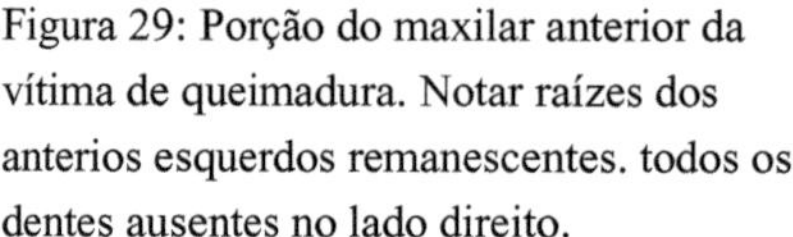

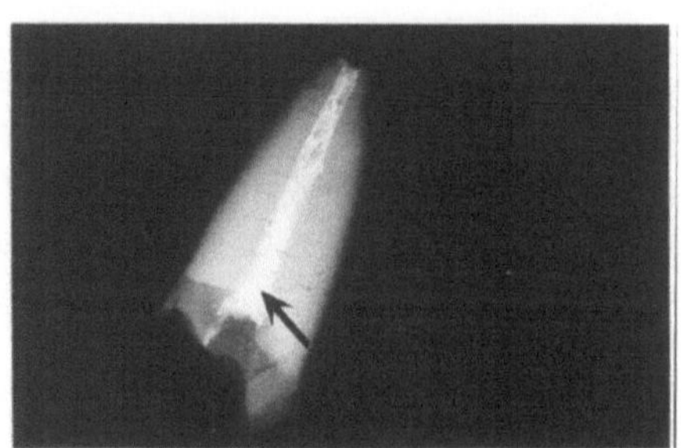

Figura 29: Porção do maxilar anterior da vítima de queimadura. Notar raízes dos anterios esquerdos remanescentes. todos os dentes ausentes no lado direito.

Figura 30: Radiografia da raiz descoberta nos restos mortais. Isto ilustra um material radiopaco no espaço do canal (seta)

A Figura 29 mostra uma pequena porção de uma maxila anterior carbonizada. Todos os dentes do lado direito desapareceram. Apenas as raízes dos dentes anteriores esquerdos e dois bicúspides estavam presentes. A raiz anterior apresentava uma substância esbranquiçada sonora no orifício do canal e uma radiografia indicava algum tipo de precipitado ou cinza no espaço do canal (Fig. 30). A porção da maxila posterior direita com raízes foi radiografada (Fig. 31). (Ao comparar a radiografia do molar superior (Fig. 32) do registo do paciente, o contorno da liga oclusal do segundo molar e a curvatura da raiz do terceiro molar mostram semelhanças distintas. [109]

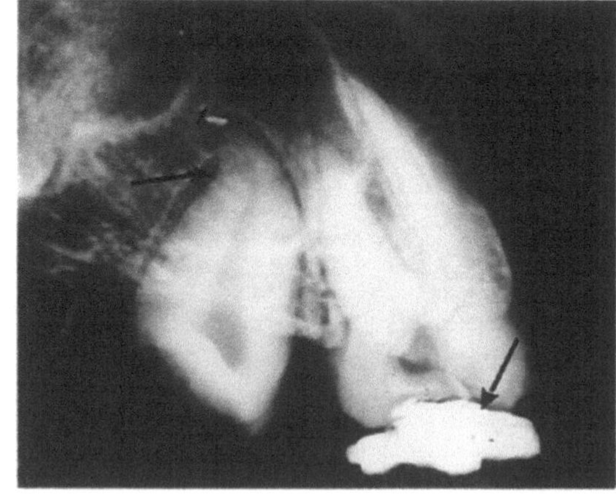

Figura 31: Radiografia de uma porção da maxila superior direita encontrada mostrando **um** segundo molar e uma raiz de terceiro molar

Todos os restos ósseos foram então levados de volta para a morgue pelo agente da autoridade. Depois de comparar todas as provas acima referidas e a série completa da boca com as fotografias e radiografias, foi difícil fazer uma identificação positiva. Apenas a raiz com a substância esbranquiçada permaneceu um mistério. [109]

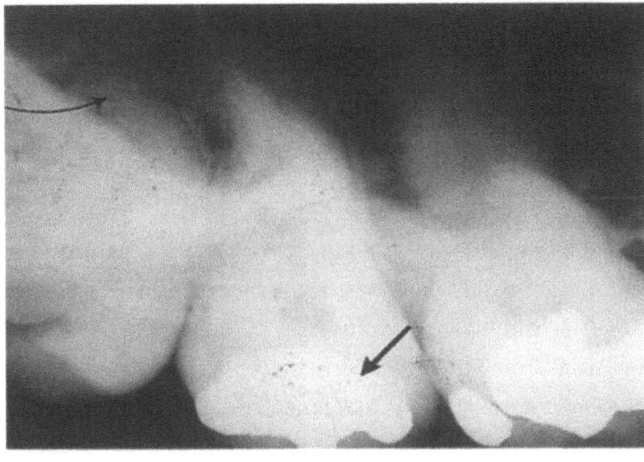

Figura 32: Radiografia do molar superior direito do registo do paciente. Notar semelhanças em relação à Figura 25 (setas).

As referências na literatura forense da altura não revelaram nenhum caso semelhante. Foi realizada uma experiência para determinar o que ocorre quando um dente obturado é submetido a um calor extremamente elevado. Um dente anterior superior extraído foi limpo, moldado e selado com guta-percha e Kerr's Pulp Canal Sealer* (Fig. 33). Após 24 horas, o espécime foi colocado num forno de queima de inlay durante três horas a 538OC (1000OF). A Figura 34 ilustra a fragilidade da coroa à medida que esta se desprendia da raiz. Uma radiografia deste espécime (Fig. 35) indica claramente os restos esbranquiçados da guta-percha e do selante. Note-se a semelhança distinta do dente experimental com a raiz da Figura 31.

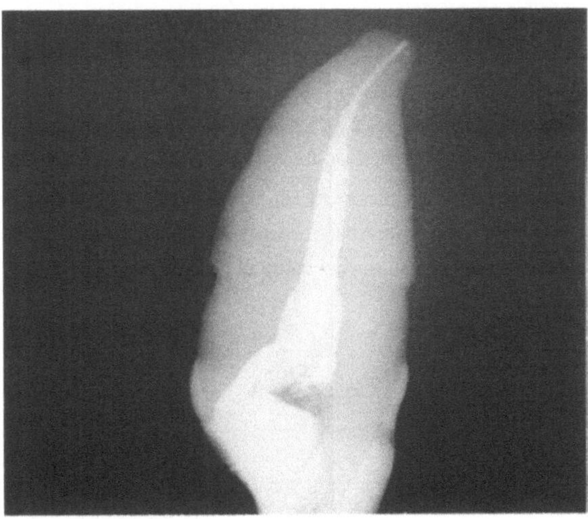

Figura 33: Radiografia do dente de teste com obturação radicular

Cerca de duas semanas após a tragédia, o autor recebeu uma intimação para comparecer num inquérito médico-legal, que é um inquérito ou exame das causas e circunstâncias de uma morte ocorrida por violência ou em condições suspeitas, realizado pelo médico-legista, muitas vezes com a assistência de um júri. Os meios de comunicação social descobriram que o companheiro de quarto da vítima tinha feito um seguro de vida de 100 000 dólares a favor da alegada vítima cerca de um ano antes do incêndio. Quando todas as provas, o pedaço de maxilar, a raiz com as cinzas da obturação do canal radicular, juntamente com o dente experimental, incluindo fotografias e radiografias, foram apresentadas no inquérito, a decisão proferida foi que a pessoa consumida no incêndio era a mesma que o paciente do autor. Não havia provas que indicassem a existência de fogo posto. [109]

É um facto conhecido que, em incêndios de temperaturas extremamente elevadas, não restam tecidos moles reconhecíveis em pessoas mortas nestas condições. Também as coroas dos dentes se separam das raízes porque estas partes estão diretamente expostas ao calor extremo. As raízes estão de certa forma protegidas pelo osso alveolar e podem permanecer intactas. A extrema fragilidade dos restos calcificados carbonizados está bem documentada. No entanto, uma revisão da literatura dentária forense não tem muita informação sobre dentes tratados endodonticamente em vítimas de queimaduras. Wilson e Massey realizaram uma extensa investigação com microscopia eletrónica de varrimento sobre o efeito do calor elevado nos tecidos dentários. As suas descobertas concentraram-se no efeito do calor elevado na dentina e no esmalte. A estabilização e o transporte de fragmentos ósseos humanos frágeis são descritos numa excelente monografia de Grifiths e Bellamy. Estes autores enfatizam a importância de obter radiografias dos ossos e dentes afectados. Deve ser feito um esforço para posicionar as peças o mais próximo possível das angulações normalmente encontradas na boca. Muita pesquisa tem sido feita sobre os efeitos nos dentes e materiais de restauração dentária em vítimas de queimaduras. Gustafson efectuou muitos estudos em vítimas queimadas até às cinzas. Descobriu que as raízes sem as coroas são muitas vezes a única prova identificável. Ele afirma que, se os dentes estiverem protegidos pelos tecidos moles ou mesmo pelo osso alveolar, as raízes podem resistir a essas temperaturas extremamente altas. As obturações de amálgama podem muitas vezes resistir ao calor intenso se não estiverem diretamente expostas. Ocorrem variações devido às diferenças na quantidade de mercúrio na composição da amálgama, uma vez que o mercúrio tende a vaporizar-se sob estas temperaturas elevadas. Novamente, não há menção a materiais de canais radiculares nos casos de queimaduras discutidos. Harsini (6) estudou o efeito de temperaturas de 20G 1300 "C na dentina e no esmalte usando microscopia eletrónica. Ele foi capaz de determinar as temperaturas do calor com base nas alterações microscópicas que ocorrem na dentina e no esmalte. [109]

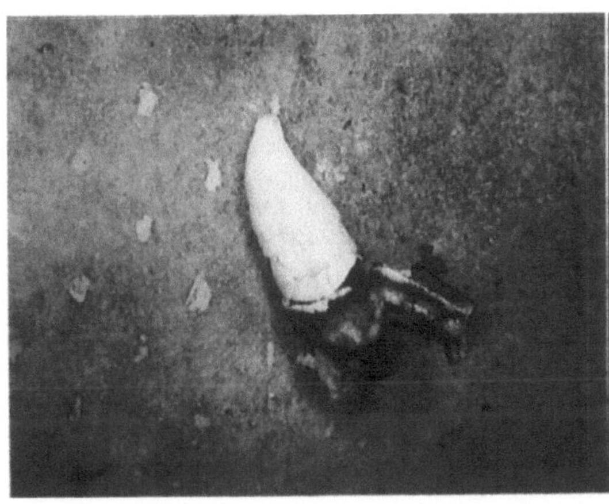

Figura 34: O dente da Figura 33 após arrefecimento. Note-se a fragilidade e friabilidade com a coroa desintegrada.

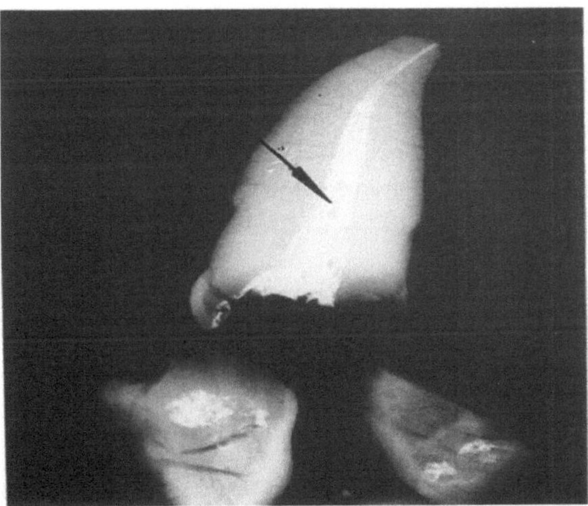

Figura 35: Radiografia de um dente aquecido a 538°C (1000°F). Note o material radiopaco no espaço do canal que é quase idêntico ao da figura 28

Inferência:

As radiografias desta raiz indicavam uma substância radiopaca no canal. Este espécime correspondia ao registo do incisivo lateral superior direito do paciente cujo dente foi tratado quatro anos antes. Evidências experimentais indicaram que os canais radiculares dos dentes preenchidos com guta-percha e Kerr's Pulp Canal Sealer* ficam com uma cinza radiopaca quando os dentes são aquecidos a 580°C (1000 "F). Este facto, juntamente com as semelhanças do segundo e terceiro molares superiores, estabeleceram uma identificação positiva da vítima. [109]

3.9. TENDÊNCIAS FUTURAS:

Apesar da crescente utilização de tecidos dentários em investigações forenses, existe pouca literatura disponível sobre os processos de decomposição destes tecidos mineralizados, sobre a localização do ADN após o diagnóstico post-mortem, ou sobre os resultados de várias técnicas de amostragem. É necessária uma investigação mais aprofundada para compreender a interação entre o mineral do dente e o ADN e a forma como esta se altera no ambiente post-mortem. As avaliações das alterações post mortem nos dentes durante um período de tempo aplicável a investigações forenses também seriam extremamente valiosas. Este conhecimento permitiria uma seleção mais adequada do tecido para extração de ADN, bem como uma escolha mais informada da técnica utilizada para libertar o ADN, aumentando a eficiência do processo de extração. [111].

4. CONSIDERAÇÕES FORENSES NO TRATAMENTO DE RESTOS HUMANOS INCINERADOS:

A identificação de vítimas de eventos de incineração é uma tarefa difícil e intensiva que requer a coordenação de profissionais de diferentes disciplinas. As vítimas de eventos de incineração resultam de acidentes aéreos, acidentes de automóvel, atentados bombistas ou cremação indevida. Bonavilla et al, [81] 2008, confirmaram a preservação de padrões estruturais microscópicos de selantes radiculares e guta percha expostos a altas temperaturas. Uma revisão exaustiva da literatura anterior demonstrou que os restos dentários carbonizados podiam ser analisados através de estereomicroscopia, histologia, radiografia, microscopia eletrónica de varrimento (MEV) e espetroscopia de raios X por dispersão de energia (EDS). Os resultados de um questionário enviado a antropólogos forenses e odontólogos forenses por Mincer et al. (1990) revelaram que os métodos mais populares utilizados para a estabilização física de dentes cinzas em restos mortais incinerados foram a impregnação com uma solução de acetato de polivinilo ou a aplicação de cola de cianoacrilato. A MEV tem sido utilizada em medicina dentária forense para analisar dentes gravemente queimados e fragmentados, uma vez que permite uma ampliação suficiente, alterações superficiais distintas nos tecidos duros. Também fornece informações valiosas, tais como marcas de uma broca dentária com uma resolução muito elevada e referência para os odontologistas forenses. Um estudo examinou o comportamento de dentes tratados endodonticamente sob tensões térmicas, e os resultados mostraram que o material de obturação pode ser reconhecido até 1100°C; no entanto, foi observada uma aparência de "favo de mel" (áreas radiolúcidas dentro dos tratamentos endodônticos) acima de 600°C como resultado do amolecimento do material de obturação, que pode até fluir para preencher os canais radiculares em falta. Alterações na forma e dimensão do material de obturação, especialmente se defeituoso, também podem ser observadas a temperaturas mais baixas. As limas partidas também podem ser observadas a estas temperaturas elevadas. Restaurações intracoronárias, como amálgamas e obturações de resina composta, também podem manter a sua integridade a temperaturas elevadas. As pessoas incineradas sofrem normalmente uma contração muscular grave que dobra os membros em posições muito flexionadas. Estes membros dobrados podem restringir o acesso a um tubo de raios X. Além disso, os dentes e os maxilares incinerados são frequentemente muito frágeis e as tentativas de dissecar os maxilares ou os dentes podem causar a perda da estrutura dentária remanescente, comprometendo o resultado da identificação. Um dos autores (ASF) descobriu que a utilização de um dispositivo portátil de geração de raios X pode tornar este processo muito mais simples e pode melhorar significativamente a qualidade do resultado. Estes dispositivos são atualmente utilizados com frequência por odontologistas forenses em necrotérios australianos e em cenários de catástrofes em massa. Ao longo das últimas décadas, surgiu um interesse crescente na relação entre a endodontia e a odontologia forense. Este interesse justifica-se, sobretudo, pelo facto de a endodontia necessitar constantemente do registo radiográfico dos passos clínicos, enquanto a odontologia forense depende constantemente de provas radiográficas para identificações positivas fortemente sustentadas. Para além disso, as raízes dentárias preservam a informação morfológica durante mais tempo quando comparadas com as coroas dentárias, que são constantemente sujeitas a intervenções dentárias. Durante o planeamento do tratamento endodôntico, esta informação morfológica é registada radiograficamente, podendo ser posteriormente utilizada para fins forenses. Nos casos aqui descritos, os registos radiográficos endodônticos foram úteis e permitiram a identificação positiva das vítimas com base na evidência de tratamentos de canal e caraterísticas morfológicas. Da mesma forma, Spyropoulos e Liakakoy 1990,[57] conseguiram uma identificação humana positiva usando informações radiográficas de um único segundo pré-molar superior direito. Recentemente, Silva *et al.*, 2014, [56] relataram uma identificação humana positiva com base na combinação de caraterísticas morfológicas únicas do seio maxilar, tratamento do canal radicular e dentes em falta detectados em radiografias endodônticas periapicais, confirmando o potencial forense desta fonte de provas. Os dois cadáveres foram identificados positivamente utilizando uma série de radiografias de boca inteira para identificar restaurações anteriores de compósito e amálgama como diretrizes. Do mesmo modo, 36 vítimas foram identificadas positivamente depois de uma companhia aérea Dash 7 ter calculado mal a altitude e se ter despenhado numa montanha no norte da Noruega. Muitas das vítimas perderam o esmalte dos dentes e as restaurações de amálgama derreteram. As preparações supra-ósseas em dentina foram comparadas com os registos dentários ante-mortem para fazer identificações positivas das vítimas. Os eventos com vítimas em massa surgem quando é necessário identificar centenas de vítimas incineradas. Isto ocorreu em 1982 quando o voo 759 da Pan Am se despenhou e apenas 75% das 153 vítimas foram identificadas positivamente utilizando restos dentários. [112]

5. APLICAÇÕES DOS CONHECIMENTOS DE ODONTOLOGIA FORENSE NA IDENTIFICAÇÃO DENTÁRIA:

A identificação dentária assume um papel primordial na identificação de restos mortais quando as alterações post mortem, as lesões traumáticas dos tecidos ou a falta de um registo de impressões digitais invalidam a utilização de métodos visuais ou de impressões digitais. A identificação de restos mortais dentários é de importância primordial quando a pessoa falecida está esqueletizada, decomposta, queimada ou desmembrada. A principal vantagem das provas dentárias é o facto de, tal como outros tecidos duros, serem frequentemente preservadas após a morte. Mesmo o estado dos dentes de uma pessoa muda ao longo da vida e a combinação de dentes cariados, ausentes e obturados é mensurável e comparável em qualquer ponto fixo no tempo. Os princípios fundamentais da identificação dentária são os da comparação e da exclusão[7]. [7] Por exemplo, a identificação dentária é utilizada quando estão disponíveis registos antemortem da pessoa presumivelmente falecida e as provas circunstanciais sugerem a identidade do falecido, e quando estão disponíveis registos antemortem de outras pessoas suspeitas e não identificadas que devem ser excluídas. A identificação exige uma lista das possíveis pessoas envolvidas para que se possam localizar os registos ante-mortem adequados. A disponibilidade e a exatidão destes registos determinam o sucesso da identificação. Infelizmente, os dentistas mantêm frequentemente registos deficientes, o que resulta numa confusão que torna impossível a identificação dentária. Independentemente do método utilizado para identificar uma pessoa, os resultados da comparação dos dados ante-mortem e pos-mortem conduzem a uma das seguintes 4 situações

1. **Identificação positiva**: Itens comparáveis são suficientemente distintos nas bases de dados ante-mortem e post-mortem; não são observadas diferenças importantes.

2. **Identificação possível**: Existem semelhanças entre os objectos comparáveis nas bases de dados antemortem e postmortem, mas faltam informações suficientes em qualquer uma das fontes para impedir o estabelecimento de uma identificação positiva.

3. **Provas de identificação insuficientes**: Existem provas de apoio insuficientes para comparação e identificação definitiva, mas a identidade suspeita do falecido não pode ser excluída. A identificação é então considerada inconclusiva.

4. **Exclusão**: Existem discrepâncias inexplicáveis entre itens comparáveis nas bases de dados antemortem e postmortem[7].

Por vezes, existem discrepâncias explicáveis, tais como alterações nas restaurações relacionadas com a passagem do tempo, avulsão de um dente ou dentes secundária ao traumatismo no momento da morte, ou tratamentos adicionais por uma segunda parte que não foram registados no registo ante-mortem. Em todos estes casos, as discrepâncias podem ser explicadas e a identificação pode ainda ser efectuada. [7]

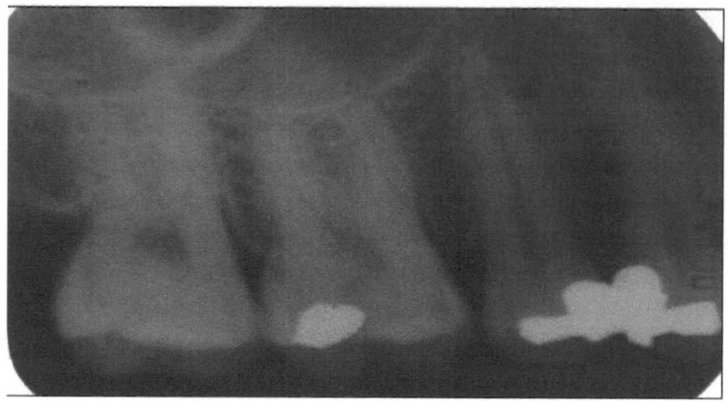

Figura 36a: Radiografia antemortem

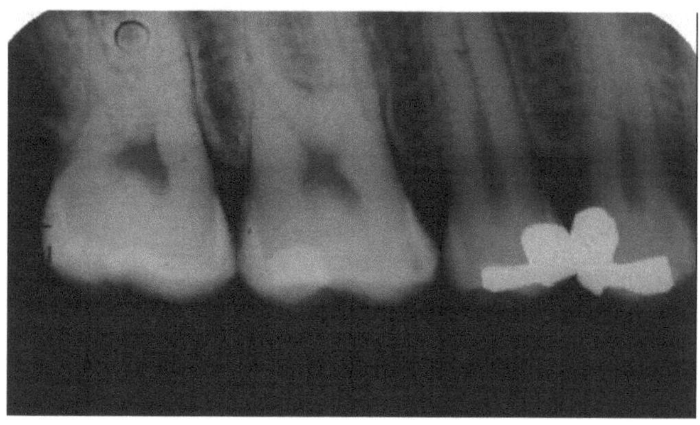

Figura 36b: Radiografia post-mortem da mesma pessoa que na Fig. 30a.

5.1. O REGISTO DENTÁRIO COMO DOCUMENTO LEGAL:

O registo dentário é um documento legal que pertence ao dentista e contém informações subjectivas e objectivas sobre o doente. Os resultados do exame físico da dentição e das estruturas orais de suporte e circundantes devem ser registados. Além disso, os resultados dos testes clínicos laboratoriais, moldes de estudo, fotografias e radiografias tornam-se componentes do registo e devem ser conservados durante 7 a 10 anos. Todas as entradas devem ser assinadas ou rubricadas pelo pessoal responsável pelo registo. As alterações no registo não devem ser apagadas, mas sim corrigidas com uma única linha traçada através do material incorreto. Este método permite que a entrada original permaneça legível e elimina quaisquer dúvidas sobre a intenção fraudulenta de alterar as informações registadas. Os registos dentários gerados por computador estão a tornar-se mais comuns nos registos dentários. A vantagem óbvia do registo eletrónico é que pode ser facilmente ligado em rede e transferido para consultas profissionais de rotina ou para casos forenses que exijam registos dentários para identificação. No entanto, a utilização de registos dentários geridos eletronicamente cria uma questão ética sobre a manutenção da privacidade dos pacientes. Além disso, o potencial de fraude de seguros está associado ao realce informático de lesões dentárias ou restaurações em radiografias dentárias geradas eletronicamente. Quer os registos dentários sejam preservados por escrito ou numa base de dados informatizada, seguir os princípios da gestão de registos garante que todas as informações dentárias que possam ser necessárias para resolver um problema forense são devidamente mantidas e recuperáveis. [7]

5.2. EXAME RADIOGRÁFICO:

A comparação de radiografias ante-mortem e post-mortem é o método mais exato e fiável de identificação de restos mortais (**Figs. 36a** e **36b**). Observações como formas distintas de restauração, tratamento do canal radicular, pontas de raiz enterradas, bases sob restaurações, morfologia do dente e da raiz e padrões do seio e do maxilar só podem ser identificadas através do exame de radiografias. Nalguns casos, um único dente pode ser tudo o que resta e, após comparação das radiografias, pode ser feita uma identificação positiva. As radiografias dentárias ante-mortem originais são de grande valor para comparação; por conseguinte, é essencial que todas as radiografias de rotina expostas durante a prática dentária sejam adequadamente fixadas e lavadas para que possam ser visualizadas anos mais tarde. Os melhores resultados são obtidos quando a angulação da película em relação ao tubo de raios X é a mesma que a das películas originais. A identificação torna-se um problema quando existem poucas restaurações disponíveis para comparação antemortem-postmortem. Atualmente, há menos pessoas a fazer restaurações dentárias devido ao sucesso da intervenção preventiva[7]. [No entanto, em algumas fases do desenvolvimento da dentição humana, a sobreposição radiográfica dentária digital (**Figs. 37a** e **37b**) pode ser usada para identificação, permitindo a comparação das relações espaciais da raiz e das estruturas de suporte dos dentes em registos ante-mortem e post-mortem. Quando um registo ante-mortem não está disponível, a ficha post-mortem do falecido pode ser usada para excluir a sua identidade, após comparação com os registos ante-mortem disponíveis de outros. [7]

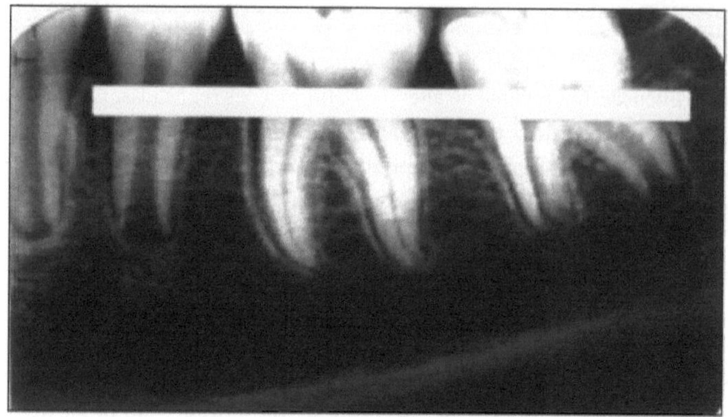

Figura 37 a: imagens digitalizadas mostrando uma secção horizontal de raízes selecionadas aleatoriamente de uma radiografia antemortem

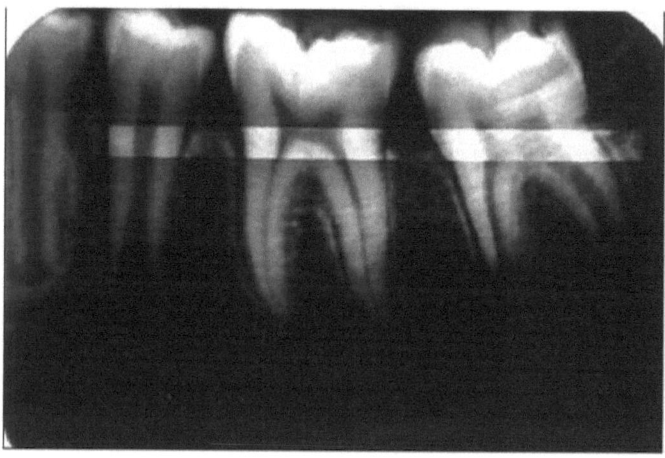

Figura 37b: A secção horizontal das raízes é sobreposta à radiografia post-mortem com comandos de cortar e colar. O corte horizontal consistiu numa secção visível ao longo das raízes de um grupo de dentes da zona posterior e mostra um elevado grau de concordância entre as dentições

5.3. DETERMINAÇÃO DA IDADE COM BASE EM DADOS DENTÁRIOS:

A estimativa da idade é uma subdisciplina das ciências forenses e deve ser uma parte importante do processo de identificação, especialmente quando não estão disponíveis informações relativas ao falecido. As pequenas variações na formação e erupção dos dentes entre as pessoas fizeram com que a estimativa dentária da idade cronológica fosse o principal método de determinação da idade para as pessoas mais jovens. A dentição humana segue uma sequência de desenvolvimento fiável e previsível, começando cerca de 4 meses após a conceção e continuando até ao início da terceira década de vida, quando o desenvolvimento de todos os dentes permanentes está concluído. O uso de radiografias é caraterístico de técnicas que envolvem a observação dos estágios morfologicamente distintos de mineralização. Essas determinações também se baseiam no grau de formação das estruturas da raiz e da coroa, no estágio de erupção e na mistura das dentições decídua e adulta. [7]

5.4. IDENTIFICAÇÃO DE CATÁSTROFES DE MASSA:

Os acidentes de transporte constituem a maioria dos casos em que são necessárias identificações dentárias, em especial os acidentes com aeronaves em que tanto o fogo como o traumatismo são frequentemente graves. Os incêndios e os desmoronamentos de edifícios fortemente ocupados são outra fonte de múltiplos problemas de identificação. O odontologista forense é normalmente um membro da equipa de investigação, cuja composição varia em função da natureza da catástrofe. Geralmente, a equipa inclui um coordenador ou chefe de equipa, um patologista e vários especialistas com experiência relacionada com o tipo específico de catástrofe, para além do odontologista forense. Numa situação de incêndio ou de trauma grave, as caraterísticas físicas são frequentemente destruídas. Os dentes, por serem fortemente calcificados, resistem ao fogo e à grande maioria dos traumatismos. O exame dentário é significativamente confundido quando o calor e as chamas fragmentam o esmalte dentário e o fumo se deposita nos dentes. Em geral, os dentes e as restaurações são resistentes ao calor, a menos que sejam expostos diretamente às chamas. A preservação é possível na maioria dos casos. [7]

5.5. EXAME ANTROPOLÓGICO:

Para além da análise dos dentes, os métodos mais comuns de identificação incluem a identificação visual, a recolha de impressões digitais, a comparação serológica e de ADN e o exame antropológico dos ossos. Cada método tem as suas vantagens e desvantagens. Todos eles se baseiam no princípio de que a identificação deriva de uma correlação positiva entre a informação conhecida sobre uma pessoa e os resultados de um exame físico do defunto. Os antropólogos forenses e os odontologistas forenses podem trabalhar em conjunto para resolver problemas associados à identificação. Ambas as disciplinas se ocupam da análise de estruturas calcificadas do corpo, nomeadamente os ossos e os dentes. Os ossos e os dentes do complexo craniofacial, instrumentos de identificação fundamentais para o odontologista forense, distinguem efetivamente uma pessoa de outras e uma população de outra e são utilizados para determinar a raça, a idade e o sexo de uma pessoa. Este material anatómico pode ser utilizado para identificação quando o crânio e os ossos faciais são utilizados como base para a reconstrução dos tecidos moles faciais. Com a utilização de medidas antropológicas padrão de espessura em pontos específicos da face, os pontos de espessura dos tecidos moles podem ser ligados com argila de escultura e as caraterísticas reconstruídas podem, por vezes, ser digitalizadas num ecrã de computador. Como os computadores permitem a adição de componentes diretamente às caraterísticas cranianas, os computadores têm sido úteis para técnicas que envolvem a sobreposição facial. As estruturas esqueléticas subjacentes podem assim ser vistas por baixo do tecido mole, proporcionando um meio de verificar a sua exatidão. O resultado destas técnicas é uma recriação do contorno das caraterísticas dos tecidos moles que permite a identificação visual. [7]

(**Figs. 38a** a **38c**). Várias versões podem então ser armazenadas e reproduzidas para comparação

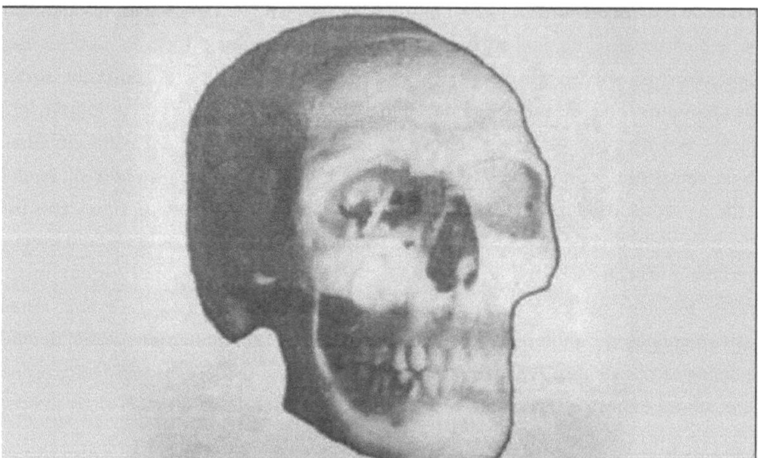

Figura 38a: Os dentes protéticos foram colocados à medida nas cavidades

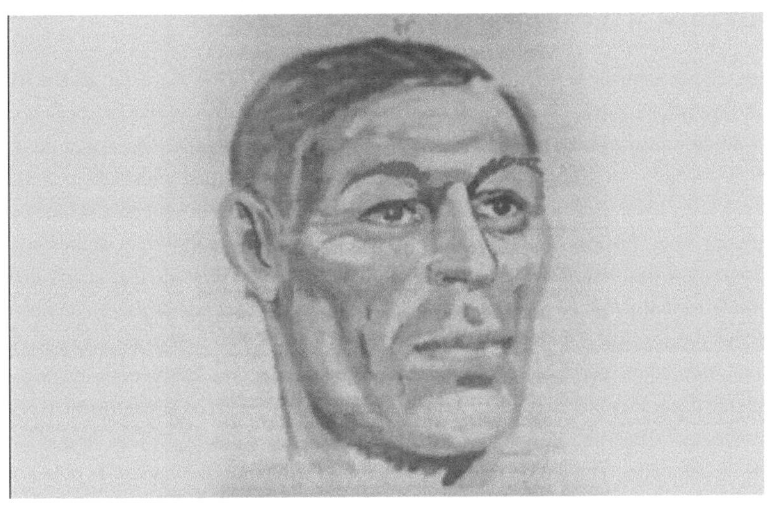

Figura 38 b: Foi efectuado um esboço do defunto antes da reconstrução assistida por computador

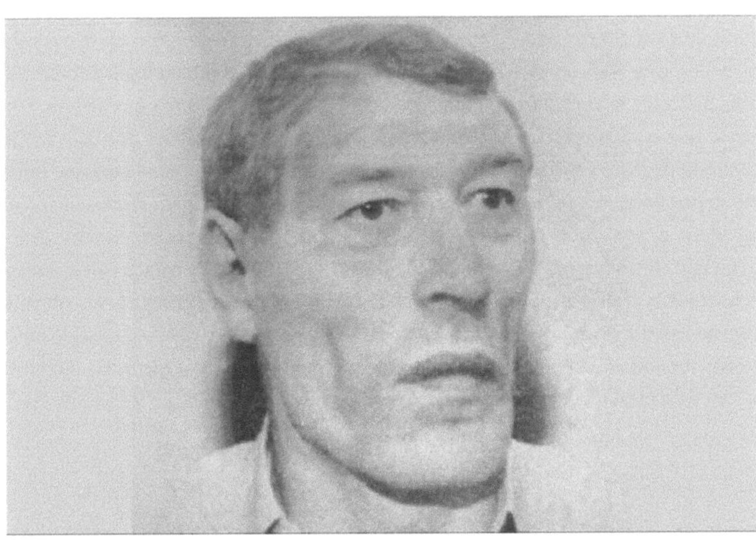

Figura 38C: O esboço serviu de modelo para o desenho final

5.6. PROVAS DE MARCAS DE DENTADAS:

A comparação de marcas de dentadas representa a contribuição vital da medicina dentária para a ciência forense. O padrão da marca de dentada é comparado com as caraterísticas dentárias da dentição de um suspeito. Dependendo das circunstâncias, um padrão de marca de dentada pode ser depositado em géneros alimentícios, noutros objectos ou na vítima de uma agressão ou homicídio. As marcas de dentadas infligidas por uma vítima morta também podem ser vistas num agressor vivo. Para as crianças, em casos que não sejam de violência doméstica ou de abuso físico ou sexual, morder pode representar uma forma de expressão que ocorre quando a comunicação verbal falha. As lesões por mordedura podem resultar de brigas no recreio ou em competições desportivas. Também são comuns em creches. Ocasionalmente, são encontradas lesões por mordedura não humana nas vítimas. As mordeduras de animais distinguem-se normalmente das lesões por mordedura humana devido a diferenças no alinhamento das arcadas e na morfologia específica dos dentes. As mordeduras de animais causam frequentemente lesões de cisalhamento em vez de lesões de impacto, produzindo lacerações da pele e feridas abertas. As mordeduras de cães, talvez a mordedura não humana mais comum, são caracterizadas por uma arcada dentária anterior estreita e consistem em feridas dentárias profundas numa área pequena. É mais provável que um cão (ou outro mamífero carnívoro) cause avulsão de tecido humano durante uma mordedura violenta do que um ser humano. As mordeduras de gato são pequenas e redondas, com impressões de dentes cúspides pontiagudas causadas pela forma cónica destes dentes. A partir das provas, o odontologista forense tem de determinar primeiro se o padrão é verdadeiramente o resultado de uma mordedura. Uma vez estabelecido que o padrão está relacionado com os dentes e não foi feito por uma ferramenta, instrumento ou peça de vestuário, e não representa qualquer tipo de lesão cutânea, infeção ou ferimento, o padrão pode ser comparado com a dentição do suspeito para efeitos de inclusão ou exclusão. Para a avaliação de uma marca de padrão, as suas caraterísticas devem ser reconhecíveis e distinguíveis. A forma da dentição, os dentes e as caraterísticas anatómicas específicas podem criar um padrão representativo (**Fig. 39**). Para atingir estes objectivos, o odontologista forense pode utilizar vários métodos. Dado que não existe um método único para a análise das marcas de dentadas, o método específico utilizado dependerá das circunstâncias de cada caso e da preferência e capacidade do analista[7].

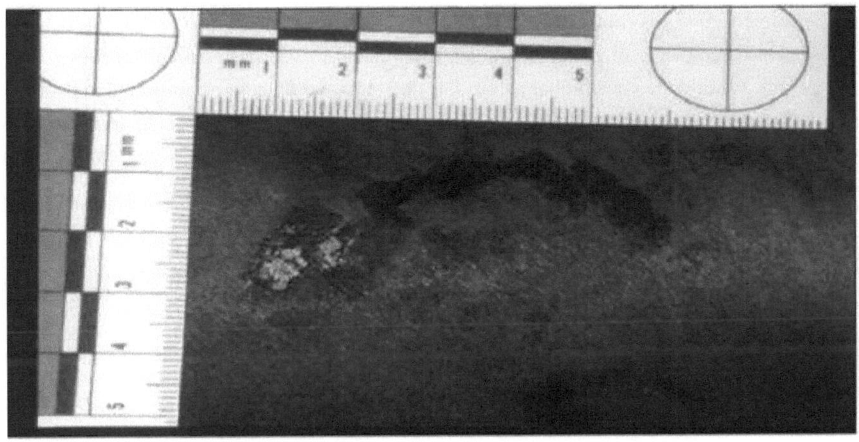

Figura 39: Marca de mordedura infligida no braço direito

5.7. VIOLÊNCIA FAMILIAR:

O dentista deve estar atento a maus tratos a crianças, idosos ou cônjuges quando confrontado com lesões orais invulgares, especialmente em casos de pessoas com lesões na cabeça ou no corpo. A suspeita é ainda mais levantada se, na opinião do dentista, a natureza das lesões for inconsistente com a explicação histórica e cronológica da sua origem. Os traumas abusivos na face e na boca incluem dentes fracturados, laceração do frénulo labial ou lingual, dentes em falta ou deslocados, fracturas da maxila e da mandíbula e lábios feridos ou com cicatrizes. Outras caraterísticas das lesões causadas por abuso humano estão relacionadas com a sua multiplicidade e natureza repetitiva. Aparecem frequentemente em várias fases de resolução. A comunicação de um caso de abuso humano às autoridades competentes é obrigatória na maioria das jurisdições. O dentista deve também compreender que o seu testemunho pode ser necessário para futuros processos judiciais. Se estiverem envolvidas lesões orais, o dentista deve manter registos completos e precisos das descobertas para análise pelas autoridades legais. Os estudos radiográficos necessários devem ser conservados como parte do registo. As fotografias da lesão ou lesões são frequentemente úteis para documentar as lesões. Embora o abuso de crianças ou o abuso infligido a pessoas de qualquer outra idade não seja uma área de preocupação frequente para o dentista, como prestador de cuidados de saúde primários, é-lhe exigido por lei que comunique tais casos às autoridades competentes. Infelizmente, a incidência de denúncias por parte dos dentistas é baixa. As principais razões que impedem os profissionais de medicina dentária de se envolverem em casos de maus-tratos incluem a ignorância sobre os maus-tratos, a falta de conhecimento dos mandatos legais para os denunciar, o medo de lidar com um pai zangado, a relutância em acreditar que os pais (ou outras pessoas) podem ser abusivos ou negligentes e o medo de perder pacientes e, consequentemente, rendimentos. O papel principal de um dentista que intervém em qualquer forma de violência é interromper a violência, não tentar resolver conflitos individuais ou fornecer aconselhamento às vítimas de abuso. Simplesmente reconhecer os sinais de abuso, discutir em privado estas preocupações com o doente e saber para onde encaminhar as vítimas de abuso são objectivos apropriados para um dentista confrontado com violência. Tentar dar conselhos ou aconselhamento terapêutico a vítimas de violência está para além do âmbito da medicina dentária e pode, em algumas situações, resultar em mais danos do que benefícios. [7]

6. PAPEL DO DENTISTA NOS LOCAIS DE CRIME:

A identificação dentária de seres humanos ocorre por várias razões e em várias situações diferentes, como no caso do corpo da vítima durante um crime violento, incêndio, acidente de viação e acidente de trabalho. O corpo pode ser desfigurado de tal forma que a identificação por um membro da família não é fiável nem desejável. Os corpos de pessoas falecidas há algum tempo antes de serem descobertos e os encontrados na água também apresentam dificuldades desagradáveis de identificação. Através da especialidade de medicina dentária forense, o dentista pode desempenhar um papel vital neste processo. Ao identificar as vítimas de crimes e desastres através de diretrizes e normas, um dentista pode ajudar as pessoas envolvidas na investigação de crimes. [1]

Um certo número de caraterísticas essenciais da dentição humana separa os seres humanos dos outros animais e confere-lhes uma certa singularidade, como por exemplo

1. A primeira resulta da mistura de caraterísticas genéticas raciais que perturbaram o equilíbrio natural entre o tamanho e a forma dos dentes e os dos ossos maxilares de suporte

2. A segunda é a modificação química e estrutural moderna dos dentes resultante de processos de doença ou da tentativa de curar essa doença. [1]

Os dentes podem ser usados para infligir ferimentos graves a um agressor e talvez sejam o único método de defesa disponível para a vítima. Por outro lado, é sabido que os agressores em ataques sexuais, incluindo homicídios sexuais, violações e abuso sexual de crianças, mordem frequentemente as suas vítimas como expressão de domínio, raiva e comportamento animalesco. É importante referir que as crianças que não conseguem gatinhar não podem causar uma -lesão auto-infligida -e, por conseguinte, as contusões ou fracturas graves numa criança com menos de 6 meses a 9 meses de idade são quase sempre infligidas de forma não acidental por uma segunda pessoa.

O tratamento dentário é, por si só, o maior contribuinte para a singularidade da dentição de um indivíduo e, juntamente com as caraterísticas de desenvolvimento, é a chave para permitir a identificação dos mortos a partir de um exame da cavidade oral. A odontologia forense baseia-se nesta indestrutibilidade e o seu avanço científico destina-se a extrair quantidades crescentes de informações identificáveis das estruturas orais, que, mais do que qualquer outra parte do corpo, espelham a sorte do indivíduo em causa. A identificação de um indivíduo falecido ou de uma marca deixada pelos seus dentes é o objetivo do dentista forense reduzido aos seus termos mais simples; a medicina dentária forense tem apenas dois objectivos, a saber

1. A relativamente simples identificação dos mortos e

2. O mais complexo é identificar um agressor que tenha utilizado os seus dentes como armas[1].

Tabela:4

Some goals of dental emergency responders and forensic odontologists

Goals	Dental emergency responder	Forensic odontologist
Personal safety	×	×
Recognize possible evidence in a CBRNE event	×	×
Establish victim identity through personal belongings	×	×
Document chain of custody for all potential evidence	×	×
Provide total body care to victims	×	
Ensure patient well-being above all other priorities	×	
Establish identity through maxillofacial structures		×
Ensure long term evidence fidelity		×

Abbreviation: CBRNE, chemical, biologic, nuclear/radiologic, and explosive.

6.1. RESPOSTA A EMERGÊNCIAS DENTÁRIAS:

À luz de um debate a nível nacional sobre o papel da comunidade de saúde oral na resposta a catástrofes, foram propostas, ratificadas e entraram em vigor a 1 de janeiro de 2006 modificações à Lei da Prática Dentária. Esta alteração definiu a resposta a emergências dentárias como uma posição dentro do âmbito da prática da medicina dentária no Illinois. Embora o debate sobre as funções específicas e a formação recomendada continue, no âmbito do Illinois. [113]

A resposta a emergências dentárias é mais frequentemente utilizada para prestar cuidados a doentes de corpo inteiro numa de quatro funções:

1. cuidar dos que estão preocupados (aqueles que não participam num evento mas que procuram o conselho de um profissional de saúde para garantir a sua segurança e a da sua família);

2. cuidar dos feridos ambulantes (aqueles que necessitam de uma intervenção médica mínima após um acontecimento);

3. cuidados de triagem (depois de receber formação adicional como parte da adesão formal à equipa de resposta);

4. participantes na dispensa em massa e na resposta de inoculação em massa.

Nenhuma destas funções é exclusivamente preenchida por profissionais de emergência dentária; em vez disso, o profissional de emergência dentária torna-se parte de uma equipa multidisciplinar dedicada a assegurar o bem-estar da comunidade durante um evento terrorista ou uma emergência de saúde pública. Embora os exemplos aqui apresentados tenham em mente os profissionais de emergência dentária (ou uma função equivalente noutro Estado), os cenários também se podem aplicar a qualquer profissional de saúde que desempenhe as funções acima definidas. [113]

Tabela: 5

Possible observations likely to be made by dental emergency responders or forensic odontologists

Observations of interest	Dental emergency responder	Forensic odontologist
Suspected dispersion device on patient body	×	
Blue prints or architectural drawings on patient	×	
Potential explosive device on body of patient	×	
Stage of illness relative to population	×	
Emotional state of patient	×	
Medical records		×
Labeled dentures/tagged molars		×
Database		×
Pathologies		×

Em qualquer investigação, a maior parte das provas físicas é recolhida por profissionais da polícia ou por unidades militares especialmente treinadas (por exemplo, uma Equipa de Apoio Civil da Guarda Nacional). A análise pormenorizada é efectuada num ambiente laboratorial que é determinado pela natureza do incidente. No entanto, existe a possibilidade de os profissionais de saúde descobrirem provas que serão pertinentes para uma investigação. Os itens específicos que podem ser de interesse para os investigadores são abordados em pormenor em cada cenário. Esta secção fornece uma visão geral da jurisprudência do Illinois diretamente relacionada com o ato de busca e apreensão. [113]

6.2. APREENSÕES PRIVADAS:

A norma para os agentes da autoridade efectuarem uma busca é a causa provável; os agentes recebem formação específica relacionada com protocolos de busca e apreensão adequados e estão conscientes de que as provas apreendidas ilegalmente serão excluídas do processo do procurador. Esta norma não se aplica aos profissionais de saúde enquanto cidadãos privados. É prática comum efetuar uma busca aos pertences pessoais de um doente se este estiver inconsciente ou apresentar um estado mental alterado para determinar a sua identidade, a utilização de medicamentos ou a presença de alergias. Se uma busca desta natureza produzir provas, os objectos podem ser entregues aos agentes da autoridade e utilizados pelo Estado para o seu caso principal, apesar da falta de causa provável. O estatuto de cidadão privado e de profissional de saúde não permite que um indivíduo efectue uma busca a um doente a pedido de um agente da autoridade se essa busca não tivesse sido efectuada de outra forma. Por exemplo, o pessoal médico que presta cuidados a vítimas "preocupadas" que não tenham sido expostas a um agente e que não apresentem sinais de lesões graves que justifiquem a remoção de roupa ou uma busca de objectos pessoais não pode revistar um doente a pedido da polícia. Qualquer prova obtida através de um cenário em que um agente da autoridade encoraja um cidadão privado a efetuar uma busca quando não existe causa provável será provavelmente rejeitada em julgamento. [113]

6.3. CADEIA DE CUSTÓDIA:

Assim que um elemento de prova for apreendido ou localizado num doente, deve ter-se o cuidado de registar por escrito o paradeiro e o acesso ao elemento; quanto mais suscetível de ser contaminado ou adulterado for o elemento, mais rigorosamente deve ser controlado. Por exemplo, um artigo de vestuário com um logótipo distintivo seria mais facilmente reconhecível do que um pequeno pedaço de estilhaço retirado de uma ferida. Os registos médicos podem servir de cadeia de custódia entre os prestadores de cuidados de saúde para estabelecer a hora, a localização e o estado dos objectos de interesse que não são retirados do doente no local, mas horas ou dias mais tarde. Os objectos descobertos e recolhidos no terreno devem ser etiquetados (nome do doente, nome do profissional, data, hora) e, de preferência, guardados numa área de acesso limitado ao público até serem recolhidos e assinados por um agente da autoridade; as incoerências nas condições de entrega e receção podem levar à supressão de provas. [113]

6.4. LEI SOBRE A PROTECÇÃO E A RESPONSABILIDADE EM MATÉRIA DE INFORMAÇÃO SOBRE SAÚDE:

A Lei de Proteção e Responsabilidade das Informações de Saúde (HIPAA) foi promulgada originalmente em 1996, com modificações em 2000 e 2002, para garantir a confidencialidade das informações dos pacientes entre as entidades abrangidas, tais como prestadores de cuidados de saúde, companhias de seguros e centros de informação de cuidados de saúde. Durante uma catástrofe, as normas da HIPAA continuam a aplicar-se; os prestadores de cuidados de saúde devem continuar a estar atentos às informações de saúde protegidas, especialmente tendo em conta a privacidade limitada inerente à resposta no terreno e à possível presença dos meios de comunicação social. Todas as equipas médicas de resposta seriam consideradas entidades abrangidas, incluindo os voluntários, mas existem várias excepções notáveis à responsabilização e divulgação de informações relacionadas com um ataque terrorista. As divulgações a agentes da autoridade envolvidos na investigação, a autoridades de saúde pública envolvidas na vigilância ou em esforços para evitar uma ameaça grave à saúde e à segurança, ou para proteger a segurança nacional, não requerem autorização escrita de um paciente individual. [113]

6.5. RECOLHA E CONSERVAÇÃO DE PROVAS

De um modo geral, os profissionais de saúde devem tentar, tanto quanto possível, armazenar as provas de forma a facilitar uma análise futura. Em primeiro lugar, deve evitar-se cortar buracos na roupa do doente que tenham sido criados antes da sua chegada para receber cuidados. Manter os orifícios intactos ajudará os especialistas forenses a recriar a cena, a corroborar o tamanho e a força de um objeto que penetrou na vítima e a orientar os testes para determinar a presença ou ausência de vestígios. Cortar através do orifício provoca uma distorção permanente do tecido (especialmente no caso de tecidos de malha) e pode contaminar a superfície do tecido com metal ou outros resíduos da tesoura que podem não ser distinguíveis das provas pertinentes. Em segundo lugar, deve evitar-se selar artigos enquanto estes ainda estiverem húmidos. Os artigos húmidos podem desenvolver bolor ou mofo que contaminarão as provas e dificultarão a análise posterior. Se houver essa possibilidade, deve deixar-se secar o objeto antes de selar o recipiente. Em terceiro lugar, deve evitar-se a utilização de sacos de plástico sempre que possível. O plástico pode causar a degradação de provas biológicas e químicas e pode levar a um ambiente húmido no interior do saco. Todas as provas, independentemente da sua natureza ou origem, devem ser manuseadas com luvas para as proteger de danos causados por vestígios (como impressões digitais) e para proteger os profissionais médicos da exposição a produtos químicos tóxicos ou outros agentes. Embora estas medidas possam parecer fastidiosas, têm sido praticadas por enfermeiros examinadores de agressões sexuais em ambientes hospitalares há mais de 20 anos. [113]

6.6. RESUMO DA RECOLHA DE PROVAS:

A recolha de provas não substitui a responsabilidade da equipa médica de prestar cuidados médicos. A recolha de provas nunca deve prevalecer sobre a preservação da vida e da integridade física; no entanto, a recolha e o armazenamento adequados das provas descobertas no local de um incidente com vítimas em massa ajudarão as operações policiais em termos de viabilidade de uma análise pormenorizada e de admissibilidade. Ao manterem registos de possíveis provas, ao armazenarem as provas da forma menos suscetível de resultar em contaminação e ao apresentarem as provas aos agentes da autoridade o mais rapidamente possível, os profissionais médicos podem prestar um grande serviço à investigação e às vítimas de um evento terrorista. [113]

6.7. TÉCNICAS FORENSES E FONTES DE PROVA EM CENÁRIOS ESPECÍFICOS:

Os eventos intencionais provocados pelo homem dividem-se geralmente em cinco categorias principais: químicos, biológicos, nucleares/radiológicos e explosivos (CBRNE). Cada uma destas categorias pode ainda ser dividida em agentes específicos ou caraterísticas dos doentes. Para melhor servir as equipas médicas de intervenção, os autores apresentam, para cada categoria principal, uma descrição da análise normalizada, uma panorâmica das técnicas emergentes de deteção e forenses, cenários possíveis em que os profissionais médicos podem descobrir provas e medidas para proteger a integridade das provas, garantindo simultaneamente a segurança pessoal. [113]

6.7.1. CENÁRIO QUÍMICO:

As técnicas forenses específicas utilizadas na investigação de um evento químico variam em função da natureza do agente; no entanto, determinados factos terão de ser resolvidos para que o Estado possa construir um caso suficiente para a acusação dos suspeitos. A identidade verificada do agente, a prova da exposição da vítima aos agentes e a capacidade dos suspeitos para sintetizar e disseminar o agente serão de particular interesse para os envolvidos na ação penal. A identificação preliminar do agente ocorrerá provavelmente quando as vítimas apresentarem sintomas associados à exposição tóxica (por exemplo, dispneia, rinorreia, dor ocular, tonturas, vómitos). As informações relacionadas com possíveis ameaças terroristas na zona podem também apoiar a identificação preliminar do agente. O apoio de equipas de materiais perigosos (HAZMAT) fornecerá mais informações; detectores portáteis e testes manuais confirmarão a presença de uma classe de agente (por exemplo: agente nervoso versus mostarda de enxofre). Estão a ser exploradas melhorias na fiabilidade e na gama de agentes detectáveis com a utilização de diferentes formas de espetrometria (como a espetroscopia de infravermelhos com transformada de Fourier), fotometria e sensores baseados em pastilhas à base de nanotubos de carbono. Como parte da análise pormenorizada, os cientistas também registam as impurezas e os precursores encontrados na amostra. Poucas reacções químicas apresentam um rendimento de 100% em todas as etapas; no ataque ao metro de Tóquio, o líquido recolhido no comboio continha apenas 30% de sarin. Os restantes 70% da substância forneceram pistas sobre o protocolo sintético utilizado, permitindo aos agentes da autoridade restringir a busca a instalações/empresas que tivessem adquirido estes produtos químicos recentemente. A sofisticação do modelo sintético e a pureza do produto também indicam o tipo de instalação e o pessoal que provavelmente estaria associado à produção do agente. Os exames de extracções orgânicas e aquosas de amostras com instrumentos habitualmente utilizados em investigações forenses, como a cromatografia gasosa/espetrometria de massa e a cromatografia líquida/espetrometria de massa, revelaram-se suficientes para identificar a maioria dos agentes, especialmente quando associados a técnicas de pré-concentração e à espetrometria de massa em tandem. Consoante o agente, a identificação pode ser suficiente para fundamentar a acusação de violação da proibição de armas químicas, mas não será suficiente para fundamentar a acusação de homicídio e de agressão. A maior parte dos agentes químicos ou não são persistentes (vapor) ou requerem descontaminação por via húmida. Dado que a vida e a integridade física prevalecem sobre a investigação forense, não serão recolhidas amostras antes da descontaminação ou da intervenção médica, mesmo que o pessoal possa recolher amostras no local. Como alternativa à recolha imediata ou superficial, as alterações biofísicas específicas da exposição ao agente podem ser determinadas através da análise do sangue. A espetroscopia Raman também se revela promissora como meio não invasivo de determinar a exposição a agentes químicos e biológicos. Através do interrogatório e do trabalho de investigação, é também possível que seja localizada uma instalação ou um dispositivo de disseminação. As técnicas analíticas e a instrumentação discutidas anteriormente podem ser aplicadas para confirmar a presença de agentes químicos no equipamento. Precursores, solventes e equipamento consistente com o modelo sintético suspeito estarão provavelmente presentes nas instalações onde o agente foi fabricado. Os eventos químicos são particularmente perigosos para os socorristas médicos, especialmente para aqueles que operam na "zona fria". Muitos agentes químicos podem ser absorvidos através da pele (ou luvas de látex), deixando os socorristas vulneráveis à contaminação secundária. Quando um profissional de saúde dentária chega ao local, a natureza do agente já estará pelo menos preliminarmente confirmada e a forma de descontaminação já terá sido decidida. Com isto em mente, observar a tentativa de um paciente de evitar a descontaminação (que exigirá a remoção da roupa) deve ser considerado altamente suspeito, e as autoridades policiais devem ser notificadas deste comportamento. Se, durante a monitorização de doentes triados como minimamente feridos, vários doentes apresentarem um início súbito de sintomas mais graves em simultâneo, o médico responsável deve notificar os chefes da equipa médica e as autoridades policiais. O início súbito pode ser causado por um dispositivo secundário ou pela proximidade do dispositivo de disseminação. Em ambos os casos, as autoridades devem ser notificadas e todo o pessoal deve preparar-se para se submeter a medidas de descontaminação. Se o agente for persistente, o médico responsável pela resposta deve comunicar quaisquer objectos encontrados na posse do doente ou na área de tratamento que pareçam oleosos ou gordurosos, mas não deve tentar manipular o objeto, mesmo com as mãos enluvadas. [113]

6.7.2. AGENTES BIOLÓGICOS:

A investigação de um agente biológico é o acontecimento CBRNE mais difícil. Embora um surto de natureza invulgar (como a varíola) desencadeasse uma resposta e uma investigação imediatas, a maioria dos agentes biológicos actua lentamente no seio de uma população e os doentes apresentam doenças indescritíveis em muitos locais durante um longo período de tempo (dias ou semanas, por oposição a minutos ou horas num ataque químico). As questões centrais da identidade do agente, da exposição do paciente e da produção do agente requerem investigação. Na melhor das hipóteses, os agentes serão detectados antes de ocorrer uma infeção. A persistência dos agentes biológicos e a necessidade de concentrações relativamente elevadas de agentes biológicos para que ocorra a infeção são utilizadas em benefício dos agentes da autoridade e dos funcionários da saúde pública. Vários esforços federais para criar detectores sentinela, tais como o Biological Aerosol Sentry and Information System (BASIS), o BioWatch e o Automated Biological Agent Testing System (ABATS), visam identificar os agentes à medida que são libertados no ambiente através de uma amostragem contínua num local estático; no entanto, estas tecnologias dependem da presença do agente no ar, o que pode não ocorrer em casos de disseminação de origem alimentar. Atualmente, as sentinelas não são omnipresentes; por conseguinte, existe a possibilidade real de o primeiro aviso de um ataque ocorrer quando os cidadãos forem infectados. A identidade do agente será inicialmente estabelecida através de procedimentos histológicos comuns efectuados em hospitais, laboratórios de saúde pública ou instalações especializadas. As técnicas analíticas estão a ser aperfeiçoadas para oferecer uma caraterização mais rápida e precisa do agente, que pode ser utilizada para qualquer tipo de agente e para reconhecer mais facilmente os embustes. As tecnologias baseadas em microchips permitem a deteção simultânea de múltiplos agentes no terreno e em contextos clínicos. A prevalência da engenharia genética também pode contribuir para um reconhecimento tardio de um ataque biológico. As técnicas amplamente utilizadas no meio académico e comercial permitem que os cientistas controlem as propriedades e capacidades genéticas dos agentes bacterianos e virais, o que significa que um agente pode "parecer" uma salmonela durante o rastreio, mas conter na realidade a capacidade genética de produzir uma toxina mais virulenta. Estão em curso projectos de mapeamento de genomas bacterianos e virais para fornecer informações de base sobre as diferenças genéticas entre as estirpes que se encontram atualmente no ambiente, de modo a que a futura libertação de um agente cultivado em laboratório seja mais facilmente visível. Ao contrário dos agentes químicos, a produção de agentes biológicos não requer precursores químicos regulamentados. O equipamento e os produtos químicos necessários para replicar ou modificar uma bactéria ou vírus têm muitas utilizações benignas e estão omnipresentes nos laboratórios biológicos e genéticos, aumentando a possibilidade de instalações de "dupla utilização". Várias empresas dedicam-se exclusivamente à criação de sequências de ADN por encomenda e nem sempre as comparam com as sequências de ADN de agentes biológicos conhecidos; por conseguinte, existe a possibilidade de uma parte importante da produção nem sequer ter ocorrido numa instalação. No entanto, as informações que sugerem que este método foi utilizado para orquestrar um ataque biológico permitiriam às autoridades policiais localizar as partes envolvidas através dos registos de faturação de uma empresa de sequenciação. A análise do ADN de amostras encontradas numa instalação suspeita poderia ser comparada com a análise do ADN de amostras recolhidas no local e de vítimas, e os modelos estatísticos derivados de projectos de cartografia do genoma poderiam permitir a extrapolação de probabilidades de associação, da mesma forma que a análise do ADN de fluidos corporais pode produzir uma probabilidade de associação a um indivíduo.

Um prestador de serviços médicos pode contribuir para uma investigação de duas formas prováveis:

(1) reconhecendo e denunciando uma pessoa de interesse ou

(2) através do reconhecimento de um dispositivo que fez parte da disseminação do agente.

Durante qualquer tipo de epidemia (natural ou intencional), as populações são afectadas em momentos diferentes e a ritmos diferentes; um doente que apresente uma infeção mais desenvolvida do que qualquer outra pessoa na área é uma pessoa de interesse. Este indivíduo pode ter entrado em contacto com o agente antes de qualquer outra pessoa na comunidade (talvez como resultado de uma viagem) ou pode ter estado envolvido na síntese ou disseminação do agente. Em ambos os casos, essa pessoa ajudará as autoridades de saúde pública e policiais a identificar as origens do surto e fornecerá informações úteis no caso de um surto. A segunda possibilidade é a descoberta de um dispositivo de disseminação na posse de um doente. Itens como frascos, conta-gotas de medicamentos, tubos de ensaio e outros recipientes seriam de interesse para os agentes da autoridade, especialmente se esses recipientes estivessem escondidos, mas de fácil acesso, como por exemplo, colados ao pulso. Outro item de interesse seriam os planos arquitectónicos, especialmente se incluírem detalhes de um sistema de aquecimento, ventilação e ar condicionado. O manuseamento de artigos potencialmente contaminados com agentes biológicos deve ser efectuado utilizando o equipamento de proteção individual recomendado associado ao agente em causa. Evento nuclear/radiológico Um evento radiológico exigirá a evacuação imediata (tal como um evento químico) e a intervenção de equipas especialmente treinadas, como a Equipa de Apoio Civil a Armas de Destruição Maciça da Guarda Nacional, as Equipas de Apoio a Emergências Nucleares do Departamento de Energia e a Agência de Proteção do Ambiente, nos esforços de deteção, caraterização e recuperação. Se as diretrizes recentemente sugeridas forem adoptadas, será evacuada uma área de 500 m (aproximadamente 0,31 milhas), que será considerada a zona "quente", onde os níveis de radiação são considerados demasiado elevados para operar sem proteção adequada e supervisão médica. As informações descobertas por estas equipas podem ser utilizadas no início de uma investigação policial. Por exemplo, o isótopo específico descoberto no local indicará se o material foi provavelmente derivado de instrumentação industrial ou médica e conduzirá a uma verificação cruzada dessas instalações para detetar a existência de equipamento roubado ou danificado. A tecnologia de deteção baseada na geração de neutrões e na interpretação de espectros de raios gama oferece a capacidade de caraterizar engenhos explosivos não detonados. À medida que a ameaça de exposição radiológica diminui, a informação sobre o engenho pode ser procurada de forma semelhante à investigação de uma explosão, especialmente no caso de um engenho de dispersão radiológica ou de uma "bomba suja". As tecnologias emergentes são capazes de detetar e classificar explosivos à distância, tornando possível a recolha de informações, minimizando a possibilidade de ferimentos. Mais uma vez, os cientistas forenses centrar-se-ão nos explosivos e nos contaminantes para associar o engenho a uma instalação e a um perpetrador. A circunstância mais provável para o envolvimento de voluntários médicos seria em resposta a um dispositivo de dispersão radiológica. Se um paciente apresentar sintomas associados a níveis elevados de exposição a radiações, mas não mostrar sinais de traumatismo ou de contaminação externa grosseira, ou se apresentar apenas queimaduras nas mãos ou nos antebraços, o paciente será uma pessoa de interesse para as autoridades policiais, pois pode ter estado envolvido na preparação ou no transporte do engenho. Os doentes próximos do local da explosão podem sofrer ferimentos penetrantes provocados por estilhaços. As instalações no local e os procedimentos operacionais podem não permitir a remoção do corpo estranho, mas uma nota sobre a natureza dos estilhaços, informações sobre o paciente e o hospital de destino (se conhecido) seria útil para a investigação. Se o corpo estranho for removido (se estiver a bloquear as vias respiratórias), as informações do prestador de cuidados de saúde, a hora, a data e as informações sobre o doente devem ser anotadas no saco e o artigo deve ser colocado fora do fluxo de tráfego até que os agentes da autoridade o possam recuperar. No cenário do dispositivo de dispersão radiológica, a quantidade de partículas num único estilhaço não é suscetível de causar um risco para a saúde. [113]

6.7.3. ACONTECIMENTOS EXPLOSIVOS:

Os atentados à bomba são a forma mais comum de ação terrorista até à data. Centenas de eventos ocorreram a nível internacional, causando inúmeras vítimas mortais e feridos. Consequentemente, as autoridades policiais estão relativamente preparadas para as análises necessárias na sequência de um evento explosivo; a maioria dos laboratórios forenses tem secções dedicadas a investigações de incêndios e explosivos. Alguns serviços de polícia têm formação cruzada de agentes de busca e salvamento urbano para permitir aos investigadores forenses um acesso rápido ao local do crime da forma mais segura possível. Tal como acontece nos outros cenários, o objetivo da investigação forense é caraterizar o agente (através da recriação do engenho e da composição química dos explosivos), associar o agente a um indivíduo ou grupo e provar que um indivíduo ou grupo colocou o engenho num local específico. Para provar a existência de um engenho explosivo (por oposição a uma explosão acidental), os investigadores procuram provas dos quatro componentes necessários de um engenho explosivo improvisado: uma fonte de energia, iniciadores, explosivos e interruptores. Um quinto componente, que não é necessário mas que pode fornecer informações úteis, é a fragmentação e os estilhaços, tais como rolamentos de esferas, porcas e parafusos, incluídos como parte do engenho para infligir maiores danos e aumentar a probabilidade de ferimentos secundários da explosão. A junção destes componentes pode dar aos agentes uma ideia do nível de sofisticação do engenho e do nível de formação dos infractores e pode fornecer uma possível ligação entre crimes. Por exemplo, a utilização de parafusos de fabrico caseiro em vez de parafusos maquinados comercialmente era uma marca registada dos explosivos nos casos Unabomber, e a utilização de um despertador Big Ben era consistente entre todos os engenhos colocados por Eric Rudolph (o bombista do Parque Olímpico). Além disso, se foram utilizados vários engenhos no mesmo ataque, a prova destes componentes necessários confirmaria o número de engenhos utilizados e se foram partilhadas caraterísticas específicas de conceção entre os engenhos. A caraterização do explosivo propriamente dito começará com um exame das caraterísticas físicas dos fragmentos do engenho. Os explosivos fracos deflagram, ou seja, propagam a energia através da condutividade térmica; por conseguinte, a descoberta de fragmentos deformados ou carbonizados seria indicativa de um explosivo fraco. Os altos explosivos detonam, ou seja, propagam a energia através de uma onda de pressão a velocidades supersónicas; fragmentos com arestas vivas e sinais limitados de exposição ao calor indicariam a possível utilização de um alto explosivo. Se os componentes físicos não forem imediatamente recuperados, as estruturas circundantes e os objectos danificados podem ser esfregados e testados para detetar a presença de resíduos de explosivos. Atualmente, são utilizados testes colorimétricos para determinar se é necessário recolher amostras de uma área ou objeto para uma análise mais específica. Estes testes baseiam-se numa reação química entre o explosivo e um agente introduzido que resulta numa mudança de cor. Foram desenvolvidos e estão a ser validados e testados estudos sobre a utilização de técnicas fotoluminescentes que utilizam a excitação laser para melhorar a visualização no terreno. Em laboratórios especializados, a identificação de explosivos também pode ser obtida através da recristalização e observação sob luz polarizada. Alguns dos monitores portáteis utilizados para a deteção química também podem detetar a presença de explosivos; no entanto, estão a surgir instrumentos mais sensíveis e precisos baseados na espetrometria Raman, capazes de detetar misturas explosivas à distância. Os dispositivos de interrogação de neutrões demonstraram a capacidade de caraterizar explosivos (e outras substâncias) através da leitura das assinaturas de raios gama libertadas por um objeto após excitação por neutrões libertados pelo detetor. Este teste é especialmente útil na determinação do preenchimento de dispositivos não explodidos ou enterrados. É possível obter uma confirmação adicional através de análises laboratoriais, o que se torna necessário pelo facto de a maioria dos explosivos improvisados ser derivada de produtos de uso comum e comercialmente disponíveis com utilizações benignas. Por exemplo, um fertilizante à base de nitratos misturado com gasóleo dá origem a um material explosivo (fuelóleo de nitrato de amónio). A presença de nitratos ou a presença de gasóleo é insuficiente para caraterizar definitivamente a natureza do explosivo; ambas as substâncias podem ser detectadas por acaso numa determinada área. As técnicas analíticas que revelam mais informações sobre a estrutura específica ou o complexo de moléculas são mais úteis na caraterização dos explosivos. A sensibilidade é ainda melhorada com técnicas de concentração, como a extração em fase sólida antes da análise, bem como com a utilização de redes neuronais artificiais, uma forma de software melhorado para modular as condições de separação de acordo com as necessidades específicas da amostra. Recentemente, foi relatado o sucesso da extração de ADN de células da pele deixadas na superfície de bombas de canos explodidos; por conseguinte, a análise genética também poderia provar que um indivíduo manuseou um dispositivo específico. O objetivo da investigação primária de um suspeito é relacionar o indivíduo ou um grupo com os explosivos utilizados num evento. É provável que os agentes da polícia utilizem técnicas preliminares no local, como testes colormétricos, para determinar a presença de explosivos e utilizem os resultados como causa provável para deter um suspeito enquanto se aguarda uma investigação mais aprofundada. Os resíduos de explosivos são facilmente recolhidos em superfícies não porosas, pele e tecidos. Estudos demonstraram que o cabelo tem a capacidade de concentrar os vapores de alguns explosivos militares e que as concentrações podem ser associadas ao tempo de exposição e continuar a ser detectadas após lavagem ou exposição ambiental. Em laboratório, as caraterísticas dos elementos vestigiais associados ao explosivo, como o enxofre, podem ser analisadas para associar o material explosivo a um suspeito ou podem ser encontradas na posse do suspeito (mesmo sob a forma de vestígios) com material explosivo recuperado do local. A natureza de um evento explosivo oferece a maior oportunidade para um socorrista médico recuperar provas ou identificar pessoas de interesse. A situação mais perigosa seria a descoberta de um engenho não detonado no corpo de um doente. Esta situação pode ocorrer num atentado suicida em que vários bombistas planearam atacar um local, um ou mais perpetradores transportaram engenhos que não detonaram e os suspeitos sofreram ferimentos em resultado da explosão próxima, ou se o engenho se destinava a detonar quando o pessoal médico o retirasse do doente. No caso de uma descoberta deste tipo, deve notificar-se imediatamente as autoridades policiais. Não tente remover o dispositivo ou mover o paciente mais do que o absolutamente necessário. Evacuar a área circundante em vez de tentar mover o dispositivo (ou o doente ao qual está ligado). Outras pessoas de interesse podem ser doentes menos gravemente feridos que agem de forma nervosa em vez de entrarem em pânico, especialmente se o indivíduo parecer concentrado nas actividades policiais. Os agentes da autoridade podem não estar imediatamente disponíveis para interrogatório, mas deve ser fornecida aos investigadores uma descrição pormenorizada do indivíduo, incluindo caraterísticas de identificação e informações de contacto, juntamente com quaisquer informações sobre o transporte. As lesões por penetração de gravidade variável são comuns nos atentados bombistas; as lesões registadas vão desde ferragens a fragmentos de ossos de um bombista suicida. Uma vez que as provas de fragmentação podem ser úteis na reconstrução do engenho ou na análise de vestígios, é útil que a polícia tenha conhecimento da remoção desses fragmentos dos pacientes. Os fragmentos associados diretamente ao dispositivo são importantes; devem ser anotados os objectos que se assemelham a pilhas, molas, componentes electrónicos (por exemplo, fios, transístores, microchips, componentes de telemóveis) ou tubos de plástico. Se os objectos forem removidos no terreno, deve-se embalar e armazenar os estilhaços seguindo as orientações apresentadas anteriormente, certificando-se de que se usam luvas e uma máscara para evitar a contaminação por ADN. Na circunstância mais provável de o doente ser transportado com os estilhaços ainda incrustados, o médico responsável pela resposta deve anotar o nome do doente, as caraterísticas de identificação, a natureza dos estilhaços e o hospital de transporte (se for conhecido) e deve fornecer esta informação aos agentes da autoridade. Num evento explosivo que provoque danos estruturais extremos, a roupa retirada dos doentes evacuados do local pode ser útil. A recolha de provas será sempre secundária em relação às preocupações de engenharia, como a estabilidade da estrutura. A capacidade de iniciar a investigação através da realização de uma análise inicial em artigos de vestuário poupará muito tempo, uma vez que as preocupações de segurança podem impedir a recolha de provas no local da explosão durante horas ou dias. As peças de vestuário devem ser armazenadas conforme descrito anteriormente. [113]

6.8. PAPEL DOS DENTISTAS NA INVESTIGAÇÃO FORENSE DE DESASTRES DE MASSA:

O interesse forense nas catástrofes de massa centra-se na determinação da causa da catástrofe e na identificação das vítimas e não na preservação da vida e da integridade física. Historicamente, os métodos têm incluído o reconhecimento simples, a utilização de impressões digitais, registos dentários e identificação do esqueleto utilizando meios radiológicos ou antropológicos. A análise do ADN tornou-se um instrumento essencial na análise de amostras em casos de fragmentação grave das vítimas. Estes métodos, em conjunto, permitiram identificar com êxito milhares de vítimas de catástrofes como terramotos, inundações, tsunamis ou ataques terroristas. Cada um destes métodos de identificação tem pontos fortes e fracos que devem ser tidos em conta aquando da recolha de provas. A preservação e o armazenamento adequados das provas são essenciais para que a análise seja efectuada de forma fiável e eficiente. A coordenação de todas as equipas analíticas é também essencial para permitir um fluxo de provas de secção para secção; todos devem trabalhar em conjunto para realizar uma tarefa que pode ser de proporções monumentais. Protocolos de provas,O processamento de provas, independentemente da catástrofe, é crucial para manter a integridade das provas recolhidas, de modo a que os resultados analíticos resistam ao escrutínio dos tribunais e proporcionem um desfecho para as famílias das vítimas. Esta recolha começa com a recuperação das provas e o seu processamento no local para análise; sem as restrições de tempo impostas pela responsabilidade de cuidar dos doentes, a documentação das provas é mais rigorosa.

Cada objeto de possível valor probatório será submetido aos seguintes procedimentos:

(1) Fotografia;

(2) Registo dos objectos pessoais, se for caso disso;

(3) Se possível, recolha de impressões digitais;

(4) Ressecção dos maxilares e radiologia dentária;

(5) Radiologia de corpo inteiro;

(6) Exame dentário e elaboração de fichas;

(7) Autópsia;

(8) Embalsamamento;

(9) Preparação da carroçaria para expedição

(10)   Encaixotamento e expedição.

A equipa de odontologia forense estará altamente envolvida nos passos 4 a 6; o seu trabalho será suspeito se não for devidamente processado e documentado. Odontologia forense Em muitos casos, como quando as vítimas são gravemente queimadas, as técnicas forenses tradicionais não fornecem meios conclusivos de identificação. As condições patológicas observadas nos registos dentários, tratamentos e dispositivos protésicos podem sobreviver aos incêndios, mas as marcas de identificação e o ADN não. Os registos dentários estão entre as informações ante mortem mais facilmente disponíveis que podem ser acedidas pelas equipas de resposta a emergências de catástrofes. Como tal, a odontologia forense continua a ser um elemento crucial em quase todas as catástrofes em massa, sejam elas naturais, acidentais ou intencionais. No início de uma catástrofe, são constituídas várias equipas de dentistas para começar a recolher dados ante mortem com base em listas de pessoas desaparecidas, uma tarefa que depende muito da natureza das vítimas (por exemplo, militares ou civis). Uma vez compilados estes registos, os odontologistas forenses podem iniciar as comparações entre os restos mortais e os registos ante mortem. Tradicionalmente, as sobreposições têm sido utilizadas em muitas situações de catástrofe, mesmo antes da década de 1980. Estes procedimentos de sobreposição foram simplificados ao longo do tempo e continuam a servir os serviços locais de medicina legal ou de legistas que podem não ter o volume ou os recursos necessários para manter uma base de dados; no entanto, o número de vítimas numa situação de catástrofe em massa torna inaceitável a comparação simples. As sobreposições deram lugar a software de comparação computorizada. Os sistemas de comparação de dados, como a identificação post mortem assistida por computador (CAPMI), o Win ID, o Plass e o software DAVID, permitiram a rápida introdução de registos ante mortem e de dados post mortem numa base de dados capaz de efetuar a comparação rápida de grandes quantidades de dados. Cada programa permitiu novos níveis de pormenor e um maior controlo por parte do operador, o que levou a um aumento da precisão das correspondências sugeridas; no entanto, todas as correspondências sugeridas são verificadas por membros da equipa de desastres em massa. Outras informações para além da descrição da dentição podem ser utilizadas no domínio da odontologia forense, como as próteses dentárias identificadas. As vítimas que possuem toda ou a maior parte da sua dentição têm caraterísticas físicas necessárias para a sua identificação, enquanto que as que não possuem todos os dentes não têm essa informação. A identificação através de próteses existe desde o século XIX. As marcas nos dispositivos protéticos devem ser capazes de estabelecer a identidade do paciente ou da vítima, ser fácil e rapidamente aplicadas e ser resistentes ao fogo ou colocadas de forma a serem protegidas pela língua. A marcação não deve interferir com a função do dispositivo e deve ser discreta, e o seu aspeto deve ser aceitável para o doente. Algumas das técnicas de marcação mais simples envolvem marcas superficiais inscritas por bisturis, marcas de lápis que são cobertas por polímero dentário e a inscrição do molde a partir do qual o dispositivo foi fabricado. Mais recentemente, as marcações foram incluídas no dispositivo protético utilizando polimetilmetacrilato para garantir a sua permanência. As bandas de identificação metálicas foram colocadas em compartimentos dentro do dispositivo, que são completamente invisíveis quando concluídas e cosmeticamente atraentes, mas facilmente reconhecíveis durante o exame radiológico. Foram desenvolvidas etiquetas de identificação por radiofrequência (RFID) que são suficientemente pequenas para serem implantadas numa prótese ou num molar preparado. Esta tecnologia foi originalmente utilizada no domínio veterinário, mas é facilmente transferida para uso humano. A identificação seria efectuada através da utilização de um interrogador que desencadeia um pico de energia no chip RFID, que responde fornecendo informações ao leitor. Este método poderia, se implementado, facilitar o trabalho envolvido na identificação de vítimas de uma catástrofe em massa; no entanto, haverá algum tempo até que tais dispositivos sejam vistos com frequência na população em geral. A medicina dentária forense tem permitido a identificação de vítimas em muitos cenários diferentes, envolvendo muitos tipos e números de vítimas diferentes. Como resultado de um grande acidente rodoviário em Espanha, em 1996, foram processadas 28 vítimas, e 16 delas foram identificadas através dos registos dentários. Noutro exemplo, a explosão do USS Iowa, 45 das 47 vítimas foram identificadas através de comparação dentária, quer isoladamente quer em conjunto com a comparação de impressões digitais. Dado que as vítimas eram militares no ativo, foi fácil obter registos dentários actualizados e de alta qualidade, o que permitiu a realização de comparações dentárias nas melhores condições. O acidente do voo 950 da Arrow Airways, perto do aeroporto de Gander, na Terra Nova, Canadá, constitui um contraste com as condições operacionais ideais da investigação do USS Iowa. Tal como no caso anterior, a odontologia forense contribuiu para um número significativo das cerca de 250 identificações de pessoal do Exército dos EUA; no entanto, ao contrário do que aconteceu na explosão do USS Iowa, os militares traziam consigo os seus registos médicos e dentários durante o voo. O Instituto de Patologia das Forças Armadas foi encarregado da identificação das vítimas. A equipa era composta por 23 oficiais dentistas das Forças Armadas e 16 elementos de apoio. Um subgrupo deste pessoal, o registo dentário, foi encarregado da receção, inventário e custódia de todos os registos médicos obtidos. Uma vez que os registos dentários primários estavam na sua maioria fragmentados ou destruídos no acidente, os registos foram obtidos de fontes civis. Felizmente, os registos podem ser transferidos em casos de catástrofe quando o terceiro está no campo da medicina e envolvido no processo de identificação, uma isenção que ainda se mantém ao abrigo dos actuais regulamentos da HIPAA. Dois aspectos deste caso foram importantes para o futuro da identificação forense utilizando registos dentários. Em primeiro lugar, os protocolos proíbem agora o pessoal militar de transportar consigo registos médicos durante o transporte. Em segundo lugar, este caso foi o primeiro a utilizar o CAPMI para auxiliar a comparação de registos dentários. Este sistema foi o primeiro a ganhar popularidade e a generalizar-se na identificação forense porque permitia comparações simultâneas em vários locais. No tsunami asiático de 2004, os registos dentários contribuíram para quase 85% das identificações. O tsunami constitui um exemplo dos problemas que podem surgir numa resposta forense a uma catástrofe em massa. Este caso envolveu mais de 200.000 mortos e feridos. Cerca de 60 nações estavam representadas nas vítimas e dez nações foram afectadas pela catástrofe. A ajuda humanitária veio de todo o mundo e foram enviadas equipas de identificação de vítimas de mais de 20 países, o que exigiu a adoção de protocolos universais antes da recolha e análise de provas. Foi necessário chegar a acordo sobre os procedimentos operacionais normalizados para todas as fases do processo de identificação, incluindo pedidos de registos ante mortem, identificação de impressões digitais, patologia e odontologia forenses e análise de ADN. A Interpol assumiu a liderança na tentativa de coordenar os dados e instituir procedimentos operacionais normalizados para as provas físicas, mas foi necessário negociar os aspectos legais envolvidos na obtenção de registos médicos. A Interpol também emitiu diretrizes para ajudar na recolha de registos ante mortem. O Guia de Identificação de Vítimas da Interpol, secção 6.3.2.2, exigia que todos os países com possíveis cidadãos desaparecidos fornecessem todos os registos necessários de forma expedita; no entanto, alguns países adoptaram uma abordagem conservadora e forneceram números estimados de cidadãos desaparecidos, enquanto outros comunicaram o número de cidadãos dados como desaparecidos e presumivelmente mortos. Esta resposta inflacionou o número de registos considerados necessários para o processo de identificação. O Guia de Identificação de Vítimas da Interpol também exigia registos originais na secção 4.5.2.5; no entanto, em todo o mundo, os registos enviados variavam muito em termos de qualidade e muitas cópias foram substituídas por registos originais. Ainda mais cruciais foram os procedimentos necessários para a recolha e preservação de provas e a manutenção da cadeia de custódia das provas que seriam utilizadas na identificação; a rapidez era necessária devido ao clima e à rápida decomposição dos corpos. Tal como acontece com uma resposta médica, a odontologia forense e as catástrofes em massa envolvem a utilização de pessoal para além dos dentistas. O pessoal de apoio, como os higienistas dentários, foi formado para participar no processo de identificação. Assumiram funções na equipa de processamento ante mortem, na equipa de processamento radiológico e na equipa post mortem. Estas tarefas exigem formação em técnicas de cadeia de custódia, em manutenção de registos para documentação forense e em diretrizes de gestão da qualidade. Um maior número de pessoas envolvidas no processo pode distribuir o trabalho e aliviar o stress. Os efeitos observados nos profissionais de saúde que participam no trabalho de catástrofe em massa foram documentados como sendo de angústia durante a participação, mas também de alívio e satisfação por terem um impacto positivo numa situação de catástrofe. O apoio obtido através dos outros profissionais do grupo de trabalho contribui para os sentimentos positivos que podem resultar de um trabalho bem sucedido numa catástrofe em massa. Outra documentação indica que as pessoas que participam em simulacros de catástrofes sentem que estão mais bem preparadas para participar em eventos autênticos. A existência de mais pessoal em conjunto com mais oportunidades de formação deverá ajudar a reduzir o stress do pessoal envolvido e ajudar a acelerar o tempo de análise.

À medida que o papel do profissional de saúde oral como médico de intervenção se torna mais amplamente aceite em todo o país, a probabilidade de um profissional de emergência dentária responder a um evento terrorista (uma cena de crime de facto) aumentará. Como parte da formação contínua, os profissionais de saúde oral interessados em desempenhar um papel na resposta a catástrofes devem procurar oportunidades para melhorar os seus conhecimentos sobre as regras de prova nos estados em que exercem a sua atividade e obter conhecimentos sobre os procedimentos operacionais e as capacidades técnicas específicas da sua cidade, concelho e estado. Este conhecimento ajudará a equipa de emergência dentária a distinguir as provas físicas que têm maior probabilidade de ter valor analítico. A primeira prioridade da equipa médica é prestar cuidados de qualidade às vítimas de um incidente com vítimas em massa; nenhuma prova é mais valiosa do que a vida e a integridade física. No entanto, há muitos cenários em que a recolha de provas não entra em conflito com os cuidados prestados aos doentes. Os socorristas não são responsáveis pelo interrogatório ou detenção de ninguém e não devem tentar nenhuma destas acções, mas registar o máximo de informação possível sobre indivíduos ou doentes suspeitos que possam estar na posse de provas físicas (mesmo que estejam incorporadas no corpo do doente) ajudará muito a investigação. O pessoal médico deve lembrar-se de que a informação sobre o doente fornecida aos agentes da autoridade durante uma investigação está isenta de controlos da HIPAA e não necessita de autorização por escrito. Os investigadores contam com a cooperação de muitos membros da comunidade durante uma investigação; num incidente com vítimas em massa, a cooperação com a comunidade médica é inestimável. Ao fornecer informações sobre técnicas de investigação, os autores esperam simplificar o processo de reconhecimento, recolha e armazenamento de provas durante um incidente com vítimas em massa. A acusação após um evento terrorista é uma parte significativa da fase de recuperação, e as provas forenses terão provavelmente um papel importante em qualquer ação judicial. Seguindo as diretrizes aqui apresentadas, as equipas de resposta médica poderão minimizar o risco de contaminação e de supressão de provas devido a uma cadeia de comando defeituosa. A aplicação da lei e a resposta médica desempenham duas funções vitais durante um incidente com vítimas em massa. Ambas as profissões devem continuar a estar cientes das normas e diretrizes que afectam a prática para se manterem sensíveis às necessidades que envolvem uma determinada função. Esta consciencialização reforçará o respeito mútuo e a cooperação, o que, por sua vez, terá um impacto positivo na resposta global e na recuperação em caso de ataque terrorista. [113]

7. PERITO DENTÁRIO:

O principal trabalho dos dentistas é restaurar a saúde e a função da cavidade oral. No entanto, os profissionais de medicina dentária também podem estar envolvidos em actividades médico-legais como odontologistas forenses ou como testemunhas especializadas (EW) para testemunhar em casos de responsabilidade profissional, acidentes de viação e lesões relacionadas com o trabalho. Quando chamado a atuar como testemunha especializada pelo Tribunal, o dentista nomeado tem de combinar conhecimentos biológicos e técnicos com conhecimentos médico-legais e forenses equivalentes. O envolvimento espontâneo em questões médico-legais sem uma formação e experiência adequadas pode conduzir a erros com consequências irreversíveis. Enquanto testemunha pericial, o dentista tem uma responsabilidade precisa com consequências civis e/ou penais, consoante o sistema judicial nacional. O perito dentário, que trabalha a título particular ou é nomeado pelo tribunal, tem responsabilidades definidas e está sujeito a um processo civil ou penal (consoante o sistema judicial) em caso de incumprimento. Tendo em conta que existem diferenças significativas no que diz respeito aos requisitos para ser elegível para ser uma testemunha pericial dentária em diferentes sistemas jurídicos, os dentistas devem ter em mente a distinção clara entre a medicina dentária legal e a odontologia forense, uma vez que estas áreas de especialização requerem educação e formação diferentes, uma relacionada com o sistema judicial nacional e a outra relacionada com as normas e protocolos internacionais sugeridos pela comunidade das ciências forenses. [114]

Quadro 6: Resumo das diferenças entre os sistemas no que se refere aos requisitos relativos a testemunhas especializadas no Brasil, Croácia, Indonésia, Itália, Arábia Saudita e Reino Unido

Country	Legal system	Requirements to be EW	How to become EW	Training to be EW
Brazil	Civil law	Registered at the professional dental order or chamber Pass a theoretical and physical examination	Appointed by police	No specific educational process is required
Croatia	Civil law	Have Croatian, EU state, or another signatory State of the European Economic Area citizenship Medically fit Completed a degree at an appropriate school Worked in the profession (5-10 years depending on background degree) To have a contract of liability insurance in order to operate as a permanent EW	Submitting an application to the president of the county court or commercial court	Vocational training (both a theoretical part and a practical part)
Indonesia	Civil law system, intermixed with customary law and the Roman Dutch law	Indonesian citizenship and residence in Indonesia. Special technical competence in a specific discipline Registered to the professional medical/dental order A clear criminal record Moral quality/high ethical standard	Appointed by police, prosecutor, judge, or lawyer	No specific educational process is required
Italy	Civil law	Italian citizenship and residence in the court province Special technical competence in a specific discipline Registration to the professional medical/dental order A clear criminal record certificate Moral quality (high ethical standards)	Submitting an application to the president of the county court or commercial court	No specific educational process is required
Saudi Arabia	Religious law supplemented by articles and codes issued by Royal Decree	Have a valid registration from the Saudi Commission for Health Specialties (in Forensic sciences, this could only be a diploma, a master's degree or a fellowship) Have a clear criminal record certificate Have a high moral quality Be a male	Appointed by court	No specific educational process is required
The United kingdom	Common law (England, Wales, and Northern Ireland) and pluralistic system (civil and common) in Scotland	Registered with the GDC Have a clear criminal record certificate Have a high moral quality To have indemnity cover insurance	Appointed by either prosecution or the defense	No specific educational process is required

A medicina dentária clínica e o direito dentário são duas disciplinas diferentes, embora ambas estejam especificamente relacionadas com a medicina dentária. Como médico dentista, o médico dentista tem responsabilidades precisas e, se for considerado em falta, pode ser sujeito a um processo civil ou criminal, dependendo do sistema judicial. Para cumprir adequadamente as suas funções, é vital que um médico legista esteja envolvido no domínio jurídico e/ou forense, a fim de se manter a par das ideias e dos desenvolvimentos actuais, e que participe em acções de formação contínua relevantes, em conjunto com advogados, médicos legistas e outros peritos forenses. O sistema judicial croata parece interessado em promover um nível adequado de formação e experiência no domínio médico-legal do candidato antes da sua inscrição na lista EW. Por outro lado, os sistemas judiciais brasileiro, britânico, indonésio e italiano parecem basear-se no princípio de que, se um candidato é um profissional de medicina dentária, há uma inferência implícita de que possui formação de base suficiente para realizar estudos de pós-graduação adicionais no caminho para ser aceite como um EW por direito próprio. Presume-se eticamente que um médico legista tenha conhecimentos médico-legais superiores à média dos clínicos. Na Arábia Saudita, não existem cursos de pós-graduação em odontologia forense e o único curso de fellowship está direcionado para a medicina forense geral. No entanto, muito poucas escolas de medicina dentária oferecem odontologia forense ou medicina legal como parte da sua formação.

currículos. Esta situação única faz com que os EW sejam dentistas gerais sem formação especial ou profissionais de medicina forense que fazem o trabalho dos dentistas. No Brasil, na Indonésia e na Arábia Saudita, a medicina dentária forense ainda está numa fase inicial de aceitação como disciplina forense reconhecida. Após a aceitação da Internet e dos imperativos de marketing, o acesso e a troca de informações relevantes para a medicina dentária forense melhoraram, mas são necessários mais cursos e workshops de formação. Este facto tem como pano de fundo a necessidade de identificar tanto as pessoas falecidas como os autores de lesões causadas por mordeduras, que são aspectos cada vez mais importantes para o odontologista forense. Globalmente, existe uma procura crescente de identificação de pessoas vivas e mortas devido à escalada da atividade criminosa e da imigração. Infelizmente, a maioria dos cursos de pós-graduação concentra-se nas grandes cidades, excluindo efetivamente outros dentistas interessados que vivem longe das grandes cidades. A comparação de tantos sistemas judiciais diferentes revela a importância do controlo e da garantia de qualidade no registo de ME nos tribunais e realça a necessidade de colaboração com médicos legistas. Os casos civis e criminais que envolvam qualquer aspeto relacionado com a medicina dentária ou a odontologia devem, idealmente, exigir que os médicos legistas trabalhem em colaboração com um dentista experiente que seja um médico legista, para que os médicos não estejam a dar conselhos fora da sua área de especialização. [114]

8. ODONTOLOGIA FORENSE NA ÍNDIA:

A odontologia forense é um ramo importante do estudo da medicina dentária que ajudaria a resolver casos de abusos e mortes. No domínio crescente da medicina, é necessário um maior conhecimento e sensibilização dos profissionais de medicina dentária para a odontologia forense. A prática da odontologia forense ganhou importância numa série de países desenvolvidos em todo o mundo. No entanto, em países em desenvolvimento como a Índia, ainda não ganhou todo o seu ímpeto. O número de mortos na Índia devido ao tsunami de 2004 foi superior a 15 000, mas não se sabe se todas as vítimas foram identificadas. Tal poderia ter sido possível se existissem odontólogos forenses adequados para a identificação das vítimas. O estabelecimento da odontologia forense como uma disciplina única foi atribuído ao Dr. Oscar Amoeda (Pai da Odontologia Forense), que identificou as vítimas de um acidente de incêndio em Paris, França, em 1898.

Atualmente, a odontologia forense é considerada um método especializado e fiável de identificação de pessoas falecidas, especialmente em incidentes com múltiplas vítimas mortais. Embora esta reputação tenha sido adquirida com a aplicação da odontologia forense tanto na identificação individual como em situações de catástrofe ao longo de vários anos, a natureza profissional da disciplina e as suas práticas só recentemente evoluíram.

Por conseguinte, o sucesso da medicina dentária forense só pode ser totalmente alcançado se o especialista em medicina dentária e as instituições dentárias mantiverem registos ante-mortem dos seus próprios pacientes com informações como nome, idade, sexo, número de dentes presentes, dentes obturados, dentaduras e outras restaurações, variações morfológicas dos dentes e da mucosa com fotografias e radiografias. Este registo antemortem ajudará a identificar pessoas falecidas e criminosos, comparando-o com os registos postmortem preparados através do exame de pessoas falecidas durante as investigações, em homicídios e desastres em massa.

Este estudo realizado por Vanitha et al [1] entre os médicos dentistas da Índia mostrou o seu conhecimento sobre a odontologia forense. Os resultados mostraram que o conhecimento da odontologia forense entre os médicos dentistas não é adequado (com base em questionários).

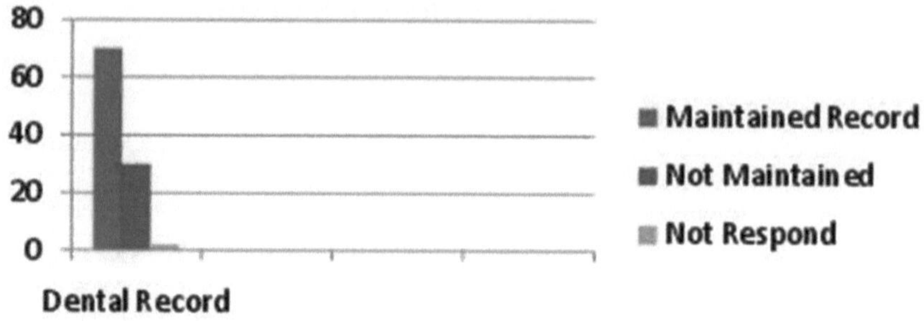

Figura 40: Percentagem de médicos dentistas que mantêm registos dentários

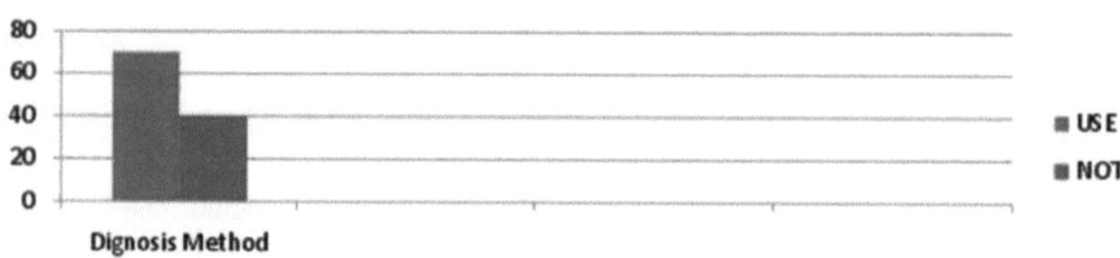

Figura 41: Percentagem de médicos dentistas que utilizaram um método de diagnóstico adequado

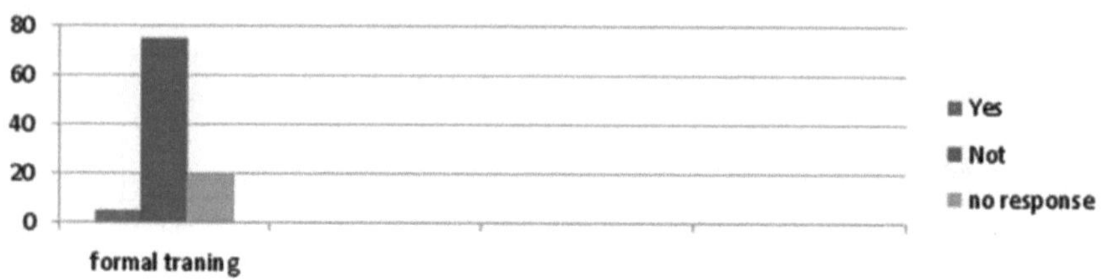

Figura 42: Percentagem de médicos dentistas que receberam formação formal em medicina legal

Os dentes podem ser utilizados como arma de ataque ou de defesa. A medicina dentária tem muito a oferecer às agências de aplicação da lei na descoberta e resolução de crimes. Os dentes permanentes desenvolvem-se ao longo das duas primeiras décadas de vida e as variações fisiológicas, patologias e efeitos da terapia dentária podem ser registados nos tecidos duros da restante dentição ao longo da vida e para além dela. O papel do dentista é ajudar a extrair esta informação e utilizá-la na identificação do corpo desconhecido. Os dentes humanos e as restaurações dentárias provaram permanecer estáveis durante muito tempo, bem como em situações extremas como o fogo. Por conseguinte, os dentistas podem desempenhar um papel importante na identificação de corpos gravemente mutilados de pessoas desconhecidas. Os dentes também podem ser utilizados como arma e, em determinadas circunstâncias, podem deixar informações sobre a identidade do mordedor. A análise das marcas de mordedura é a segunda grande responsabilidade do dentista forense. O dentista tem um papel importante a desempenhar no fornecimento de registos dentários precisos, nos quais se baseia grande parte da atividade forense. Há uma necessidade crescente de os cirurgiões dentistas terem bons conhecimentos sobre odontologia forense, uma vez que esta é útil na identificação de um indivíduo e também na descoberta de abusos em todas as idades. Os dentistas são os -profissionais de saúde que avaliam regularmente a cabeça e o pescoço dos pacientes e têm grandes hipóteses de identificar os sinais de abuso e negligência. Todos os dentistas têm de compreender as implicações forenses associadas à sua prática. Há sempre uma falta de envolvimento entre os dentistas devido à falta de formação e experiência e devido aos seus conhecimentos limitados neste ramo da medicina dentária. Existe também o medo de litígio entre os dentistas, o que normalmente os desencoraja. "Qualquer médico que não identifique e não comunique uma criança com antecedentes históricos, físicos e radiológicos que indiquem abuso é culpado de negligência profissional." Existe sempre uma falta de disponibilidade e exatidão dos registos dentários que tem uma grande influência na determinação do sucesso da identificação.

O estudo mostra claramente que existe uma falta generalizada de prática de odontologia forense entre os médicos dentistas na Índia. Este facto pode dever-se a várias razões. Há muito poucas instituições que oferecem formação formal em odontologia forense. A maioria dos profissionais não teve formação formal. Não existem laboratórios totalmente equipados para a odontologia forense na Índia. Até há pouco tempo, a odontologia forense não fazia parte do nosso currículo académico. Há muito poucos seminários de odontologia forense realizados anualmente para médicos dentistas, o que poderia despertar o interesse dos estudantes em aprofundar o assunto. [1]

CONCLUSÃO:

Apesar do constante aprimoramento das técnicas, materiais e instalações odontológicas, as radiografias convencionais, realizadas rotineiramente na prática clínica, ainda são a fonte mais comum de dados forenses ante-mortem para o processo de identificação humana. Neste contexto, a Endodontia torna-se uma especialidade valiosa no âmbito forense, uma vez que as radiografias periapicais são efectuadas. Os dentistas têm um papel importante a desempenhar na manutenção de registos dentários precisos e no fornecimento de todas as informações necessárias para que as autoridades legais possam reconhecer a negligência, a fraude ou o abuso e identificar seres humanos desconhecidos. É imperativo que as provas dentárias não sejam destruídas por manuseamento incorreto até que possam ser fabricadas radiografias, fotografias ou impressões adequadas. Devem ser seguidos métodos adequados de estabilização física de restos dentários humanos incinerados. A manutenção da integridade de estruturas extremamente frágeis é crucial para o êxito da confirmação da identidade. [112] Um conhecimento adequado das variações das raízes e dos canais radiculares é essencial para a identificação pessoal forense. A aplicação dos avanços tecnológicos 3D fornece um método mais preciso para a determinação da idade e a avaliação da morfologia da raiz e do canal radicular para a identificação forense de restos esqueléticos humanos comprometidos. As propriedades dos actuais materiais endodônticos submetidos a temperaturas elevadas devem ser mais investigadas. Os endodontistas devem estar conscientes das suas responsabilidades que podem ajudar na identificação pessoal forense[116].

O aumento dos casos em que os dados endodônticos se revelam cruciais na identificação humana sugere que o papel do endodontista pode ser alargado para além do tempo de vida de um paciente. Pode haver situações em que as provas endodônticas podem ser a única fonte de identificação devido à elevada capacidade de sobrevivência dos tecidos duros dentários e dos materiais endodônticos. Assim, os endodontistas devem estar atentos à proteção da imagem e à manutenção de registos precisos sobre os materiais utilizados em casos individuais. [51]

A tendência crescente para efetuar a identificação humana com base em provas endodônticas indica que a justiça está consciente da utilidade da endodontia como fonte de dados AM. Como resultado, os endodontistas podem ser solicitados a apoiar a lei face a crimes violentos, especialmente homicídios. Com base nisso, torna-se essencial a sensibilização para a importância de realizar técnicas radiográficas adequadas e de as registar. Além disso, os dentistas devem manter-se a par das novas tecnologias para a gestão das radiografias convencionais e digitais, e para o registo e armazenamento adequados dos dados endodônticos. [52]

As imagens radiográficas dos canais obturados de dentes unirradiculares mostraram ter caraterísticas morfológicas altamente específicas que poderiam atuar como um potencial auxílio para fins de identificação. O potencial discriminatório da morfologia única do canal obturado de um dente de raiz única pode ser utilizado para a tomada de decisões com base em provas em Medicina Dentária Forense. [90]

Os resultados do presente inquérito revelaram que 6% do total de participantes tinham um bom conhecimento (>16 Qs), 62% do total de participantes mostraram um conhecimento moderado (10-16 Qs) e 32% do total de participantes tinham um conhecimento fraco (<10 Qs). Considerando a atual expansão no campo da odontologia forense, os endodontistas devem estar cientes do papel da sua especialização na odontologia forense. [115]

9.REFERÊNCIAS

1. Rathod V, Desai V, Pundir S, Dixit S, Chandraker R. Role of forensic dentistry for dental practitioners: Um estudo abrangente. J Forensic Dent Sci 2017;9:108-9.

2. Preethi S, Einstein A, Sivapathasundharam B. Sensibilização para a odontologia forense entre os médicos dentistas em Chennai: um estudo sobre conhecimentos, atitudes e práticas. J Forensic Dent Sci 2011;3:636-.

3. Prasad S, Sujatha G, Sivakumar G. Medicina dentária forense - O que um dentista deve saber. IJMD 2012;2:4437-.

4. Shamim T. Forensic odontology. J Coll Physicians Surg Pak. 2012 Abr;22(4):240-5. PMID: 22482381.

5. Shamim T, Ipe Varughese V, Shameena PM, Sudha S. Odontologia forense: uma nova perspetiva. *Atualização médico-legal* 2006; **6**:1-4.

6. Shamim T. Odontologia forense. *J Coll Physicians Surg Pak* 2010;**20**:1-2.

7. Avon SL. Odontologia forense: os papéis e responsabilidades do dentista. *J Can Dent Assoc* 2004; **70**:453-8.

8. Furness J. A general review of bitemark -evidence (Uma revisão geral das -provas de marcas de mordida-). -Am J Forensic Med Pathol 1981;2:4952-.

9. Shamim T, Ipe Varghese V, Shameena PM, Sudha S. Ageestimation: a dental approach. *J Punjab Acad Forensic Med Toxicol* 2006; **6**:14-6.

10. Shamim T. Uma nova classificação de trabalho proposta para a odontologia forense. *J Coll Physicians Surg Pak* 2011; **21**:59.

11. Smith TM. Determinação experimental da periodicidade das caraterísticas incrementais no esmalte. *J Anat.* 2006; **208**:99-113

12. Bocaege E, Humphrey LT, Hillson S. Technical note: a new three-dimensional technique for high resolution quantitative recording of perikymata. *Am J Phys Anthropol* 2010; **141**:498-503.

13. Dolphin AE, Goodman AH, Amarasiriwardena DD. Variação nas intensidades elementares entre dentes e entre regiões pré e pós-natais do esmalte. *Am J Phys Anthropol* 2005; **128**: 878-88.

14. Yekkala R, Meers C, Van Schepdael A, Hoogmartens J, Lambrichts I, Willems G. Racemização do ácido aspártico da dentina humana na estimativa da idade cronológica. *Forensic Sci Int* 2006; **159**:S89-94.

15. Aggarwal P, Saxena S, Bansal P. Incremental lines in root cementum of human teeth: an approach to their role in age estimation using polarizing microscopy. *Indian J Dent Res* 2008; **19**:326-30.

16. Acharya AB. Uma nova abordagem digital para medir a translucidez da dentina na estimativa da idade forense. *Am J Forensic Med Pathol2010*; **31**:133-7.

17. Chandra Shekar BR, Reddy CV. Role of dentist in person identification (Papel do dentista na identificação de pessoas). *Indian J Dent Res* 2009; **20**:356-60.

18. Cameriere R, Cunha E, Sassaroli E, Nuzzolese E, Ferrante L.Estimativa da idade através do rácio polpa/área dentária em caninos: estudo de uma amostra portuguesa para testar o método de Cameriere. *Forensic Sci Int* 2009; **193**:128.e1-6.

19. Cameriere R, Ferrante L, Belcastro MG, Bonfiglioli B, Rastelli E, Cingolani M. Estimativa da idade pelo rácio polpa/dente em caninos através de radiografias peri-apicais. *J Forensic Sci* 2007; **52**:166-70.

20. Introna F, Santoro V, De Donno A, Belviso M. Análise morfológica da maturidade do terceiro molar através da avaliação ortopantomográfica digital. *Am J Forensic Med Pathol* 2008; **29**:55-61

21. Bhat VJ, Kamath GP. Estimativa da idade a partir do desenvolvimento da raiz dos terceiros molares inferiores em comparação com a idade esquelética da articulação do pulso. *Am J Forensic Med Pathol* 2007; **28**:238-41.

22. Pham D, Jonasson G, Kiliaridis S. Avaliação do padrão trabecular em radiografias periapicais e panorâmicas: um estudo piloto. *Ata Odontol Scand* 2010; **68**:91-7.

23. Aranha Watanabe PC, Moreira Lopes De Faria L, Mardegan Issa JP, Caldeira Monteiro SA, Tiossi R. Avaliação morfodigital do padrão ósseo trabecular na mandíbula através de radiografias panorâmicas e periapicais digitalizadas. *Minerva Stomatol2009*; **58**:73-80.

24. Gu DX, Liang CY, Li XG, Yang SL, Zhang P. Técnica inteligente para a reutilização de conhecimentos de registos médicos dentários com base no raciocínio baseado em casos. *J Med Syst* 2010; **34**:213-22.

25. Caldas IM, Magalhães T, Afonso A. Estabelecimento da identidade com recurso à queiloscopia e à palatoscopia. *Forensic Sci Int* 2007; **165**:1-9.

26. Fenton TW, Heard AN, Sauer NJ. Sobreposição de fotos de crânio e mortes na fronteira: identificação por exclusão e falha na exclusão. *J Forensic Sci* 2008; **53**:34-40.

27. Al-Amad S, McCullough M, Graham J, Clement J, Hill A. Identificação craniofacial por sobreposição mediada por computador. *J Forensic Odontostomatol* 2006; **24**:47-52.

28. Cevidanes LH, Motta A, Proffit WR, Ackerman JL, Styner M. Sobreposição da base craniana para avaliação tridimensional das alterações dos tecidos moles. *Am J Orthod Dentofacial Orthop* 2010; **137**:S120-9.

29. Vale GL. Identificação por provas dentárias: noções básicas e mais além. *J Calif Dent Assoc* 2004; **32**:665-9, 671-2.

30. Shamim T, Sudha S, Shameena PM, Ipe Varghese V. Uma visão da odontologia forense. *Kerala Dent J* 2006; **29**:45-7

31. Qudeimat MA, Behbehani F. Avaliação da idade dentária das crianças do Kuwait utilizando o método de Demirjian. *Ann Hum Biol* 2009; **36**:695-704.

32. Bolanos MV, Manrique MC, Bolanos MJ, Briones MT. Abordagens para a avaliação da idade cronológica com base na calcificação dentária. *Forensic Sci Int* 2000; **110**:97-106.

33. Owais AI, Qudeimat MA, Qodceih S. Dentists' involvement in identification and reporting of child physical abuse: A Jordânia como um estudo de caso. *Int J Paediatr Dent* 2009; **19**:291-6.

34. Ubelaker DH, Parra RC. Aplicação de três métodos dentários de estimativa da idade adulta a partir de dentes intactos de raiz única a uma amostra peruana. *J Forensic Sci* 2008; **53**:608-11.

35. González-Colmenares G, Botella-López MC, Moreno-Rueda G, Fernández-Cardenete JR. Estimativa da idade por um método dentário: uma comparação entre a técnica de Lamendin e a de Prince e Ubelaker. *J Forensic Sci* 2007; **52**:1156-60.

36. Shamim T, Ipe Varghese V, Shameena PM, Sudha S. Marcas de dentadas humanas: as marcas de ferramentas da cavidade oral. *J Indian Acad Forensic Med* 2006; **28**:52-4.

37. Martin-de las Heras S, Valenzuela A, Ogayar C, Valverde AJ, Torres JC. Produção computorizada de sobreposições de comparação a partir de moldes dentários digitalizados em 3D para análise de marcas de mordida. *J Forensic Sci* 2005; **50**:127-33.

38. Patil MS, Patil SB, Acharya AB. Palatine rugae and their significance in clinical dentistry: a review of the literature. *J Am Dent Assoc* 2008; **139**:1471-8.

39. Shamim T, Ipe Varghese V, Shameena PM, Mahesh MR. Odontologia forense para o resgate: um relato de caso. *Atualização médico-legal* 2006; **6**:115-8.

40. Richmond R, Pretty IA. Marcação de dentaduras - preferência do paciente por vários métodos. *J Forensic Sci* 2007; **52**:1338-42.

41. Shamim T. Folha de chumbo na radiografia periapical intra-oral como um agente de inclusão: um método simples na identificação de próteses.*J Coll Physicians Surg Pak* 2012; **22**:130-1.

42. Acharya AB, Mainali S. Limitations of the mandibular canine index in sex assessment (Limitações do índice canino mandibular na avaliação do sexo). *J Forensic Leg Med* 2009; **16**:67-9.

43. Prabhu S, Acharya AB. Avaliação odontométrica do sexo em indianos. *Forensic Sci Int* 2009; **192**:129.e1-5.

44. Ioi H, Nakata S, Nakasima A, Counts AL. Comparação das normas cefalométricas entre adultos japoneses e caucasianos na dimensão antero-posterior e vertical. *Eur J Orthod* 2007;**29**:493-9.

45. Baskaradoss JK, Clement RB, Narayanan A. Prevalência de fluorose dentária e factores de risco associados em crianças de 11-15 anos de idade em idade escolar do distrito de Kanyakumari, Tamilnadu, Índia: um estudo transversal. *Indian J Dent Res* 2008; **19**: 297-303.

46. Sudhir KM, Prashant GM, Subba Reddy VV, Mohandas U, Chandu GN. Prevalência e gravidade da fluorose dentária entre crianças de 13 a 15 anos de uma área conhecida pela fluorose endémica: Distrito de Nalgonda de Andhra Pradesh. *J Indian Soc Pedod Prev Dent* 2009; **27**:190-6.

47. Sarode SC, Zarkar GA, Kulkarni MA. Role of forensic odontology in the world's major mass disasters: facts and figures. *Dent Update* 2009; **36**:430-2, 435-6.

48. Owsiany DJ. A intersecção da ética dentária e da lei. *J Am Coll Dent* 2008; **75**:47-54.

49. Wiseman M. O papel do dentista no reconhecimento de maus-tratos a idosos. *J Can Dent Assoc* 2008; **74**:715-20.

50. Bose RS, Mohan B, Lakshminarayanan L. Efeitos de temperaturas elevadas em vários materiais de restauração: *um* estudo *in vitro*. *Indian J Dent Res* 2005; **16**:56-60.

51. Greeshma Lal Manjadiyil, Dr.Harish S Shetty, Dr Shakkira Moosakutty, Dr Jeslee Ann Jose, "Role of Endodontics in Forensic Odnotology - A Review", IJDSIR- fevereiro - 2020, Vol. - 3, Issue -1, P. No. 26 - 30.

52. Silva RF, Franco A, Mendes SD, Picoli FF, Nunes FG, Estrela C. Identificação de vítimas de homicídio com radiografias endodônticas. Journal of forensic dental sciences. 2016 Sep;8(3):167.

53. Silva RF, Nunes FG, Faria Neto JC, Rege IC, Junior ED. Importância forense das radiografias panorâmicas na identificação humana. Rev Gaucha Odontol. 2012;60:527-31. [Google Acadêmico].

54. Silva RF, Franco A, Dias PE, Gonçalves AS, Paranhos LR. Inter-relação entre a radiologia forense e a odontologia forense - Relato de caso de restos esqueléticos identificados. J Forensic Radiol Imaging. 2013;1:201-6. [Google Scholar]

55. Forrest AS, Wu HY. Imagem endodôntica como auxílio à identificação pessoal forense. Aust Endod J. 2010;36:87-94. [PubMed] [Google Scholar]

56. Silva RF, Franco A, Picoli FF, Nunes FG, Estrela C. Identificação dentária através de registos radiográficos endodônticos: Um relato de caso. Ata Stomatol Croat. 2014;48:147-50. [PMCfree article] [PubMed] [Google Scholar]

57. Spyropoulos ND, Liakakoy P. A utilização de raios-x periapicais na identificação de um cadáver. Hell Stomatol Chron. 1990;34:151 [PubMed] [Google Scholar]

58. Ahmed HM. Uma mudança de evolução de paradigma no mapa endodôntico. Eur J Gen Dent 2015;4;98

59. de Pablo OV, Estevez R, Péix Sánchez M, Heilborn C, Cohenca N. Anatomia da raiz e configuração do canal do primeiro molar inferior permanente: Uma revisão sistemática. J Endod 2010;36:1919-31.

60. Ahmed HM. Desafios anatómicos, determinação eletrónica do comprimento de trabalho e desenvolvimentos actuais na preparação do canal radicular dos dentes molares primários. Int Endod J 2013;46:1011-22.

61. Kim SY, Kim BS, Woo J, Kim Y. Morfologia dos primeiros molares inferiores analisada por tomografia computorizada de feixe cónico numa população coreana: Variações no número de raízes e canais. J Endod 2013;39:1516-21

62. Ahmed HM, Cheung GS. Raízes acessórias e canais radiculares em dentes pré-molares superiores: Uma revisão de um desafio endodôntico crítico. ENDO Endod Prac Today 2012;6:7-18.

63. Azim AA, Deutsch AS, Solomon CS. Prevalência de canais mesiais médios em molares mandibulares após a escavação guiada sob alta ampliação: Uma investigação *in vivo*. J Endod 2015;41:164-8.

64. Ahmed HM, Hashem AA. Raízes acessórias e canais radiculares em dentes anteriores humanos: Uma revisão e considerações clínicas. Int EndodJ 2016;49:724-36.

65. da Silva RF, do Prado MM, Botelho TL, Reges RV, Marinho DE. Variações anatômicas no canino mandibular permanente: Importância forense. RSBO 2012;9:468-73.

66. Danforth RA, Herschaft EE, Weems RA. Caraterísticas radiográficas dentárias, orais e maxilofaciais de interesse forense. In: Senn DR, Weems RA, editores. Manual of Forensic Odontology (Manual de Odontologia Forense). EUA: CRC Press Taylor and Francis; 2013. p. 129-57.

67. Phillips VM. A singularidade das restaurações de amálgama para identificação. J Forensic Odonto 1983; 1:33-8.

68. Bormann H, Grondahl HG. Precisão no estabelecimento da identidade por meio de radiografias intra-orais. J Forensic Odonto 1990; 8:31- 6.

69. Phillips VM, H. Zondagh. O potencial de discriminação das restaurações de compósito radioopaco para identificação: parte 3. J Forensic Odonto 2009; 27: 27- 32.

70. Hemasathya BA, Balagopal S. Um estudo de restaurações de compósito como uma ferramenta na identificação forense. J Forensic Dent Sci. 2013; 5(1):35-41.

71. Brown KA. A identificação de Linda Agostini. O significado das provas dentárias no caso da "rapariga do pijama" de Albury. Um relatório de caso. Forensic Sci Int. 1982 Jul-Aug;20(1):81-6. doi: 10.1016/0379-0738(82)90110-4. PMID: 7095680.

72. J. B. Cleland, Teeth and bites in history, literature, forensic medicine and otherwise. *Aust. J. Dent., 48* (1944) 114 - 115.

73. R. Coleman, The *Pyjama Girl,* Hawthorn Press, Melbourne, 1978.3

74. G. Gustafson, *Forensic Odontology,* Staples Press, Londres, 1966, pp 51 - 52.

75. Benthaus S, DuChesne A, Brinkmann B. Uma nova técnica para a deteção post-mortem de restaurações dentárias da cor dos dentes. Int J Legal Med. 1998;111(3):157-9. doi: 10.1007/s004140050138. PMID: 9587800.

76. Eichner K, Kappert HF (1996) Zahnärztliche Werkstoffkunde und ihre Verarbeitung. Hüthig, Heidelberg, pp. 206-372

77. Phillips RW (1973) Skinner's science of dental materials, 7th edn. Saunders, Londres, pp 217-254

78. Meier C, Lutz F (1979) Komposits kontra Amalgam: vergleichende Verschleissfestigkeitsmessungen in vivo. Sociedade de Medicina Dentária 89:203-212

79. Jakobsen J, Holmen L, Fredebo L, Sejrsen B (1995) Scanning electron microscopy, a useful tool in forensic dental work. Comunicação lida na 13ª Reunião da IAFS, Düsseldorf, Alemanha, 1993. J Forensic Odontostomatol 13:36-40

80. Savio C, Merlati G, Danesino P, Fassina G, Menghini P. Avaliação radiográfica de dentes submetidos a altas temperaturas: Estudo experimental para auxiliar os processos de identificação. Forensic Sci Int. 2006;158:108-16. [PubMed] [Google Scholar]

81. Bonavilla JD, Bush MA, Bush PJ, Pantera EA. Identificação de materiais de obturação de canais radiculares incinerados após exposição a incineração a alta temperatura. J Forensic Sci. 2008;53:412-8. [PubMed] [Google Scholar]

82. Kavitha B, Einstein A, Sivapathasundharam B, Saraswathi TR. Limitações em odontologia forense. J Forensic Dent Sci. 2009;1:8-10. [Google Acadêmico].

83. Charangowda BK. Registos dentários: Uma visão geral. J Forensic Dent Sci. 2010;2:510. [PMC free article] [PubMed] [Google Scholar]

84. Pinchi V, Pradella F, Buti J, Baldinotti C, Focardi M, Norelli GA. Um novo procedimento de estimativa de idade baseado no estudo 3D CBCT da cavidade pulpar e dos tecidos duros dos dentes para fins forenses: Um estudo piloto. J Forensic Leg Med 2015;36:150-7.

85. Aboshi H, Takahashi T, Komuro T. Estimativa da idade utilizando a tomografia computorizada de raios X com microfoco dos pré-molares inferiores. Forensic Sci Int 2010;200:35-40

86. Someda H, Saka H, Matsunaga S, Ide Y, Nakahara K, Hirata S, *et al.* Estimativa da idade com base na medição tridimensional dos incisivos centrais mandibulares em japonês. Forensic Sci Int 2009;185:110-4.

87. Porto LV, Celestino da Silva Neto J, Anjos Pontual AD, Catunda RQ. Avaliação das alterações volumétricas dos dentes em uma população brasileira por meio de tomografia computadorizada de feixe cônico. J Forensic Leg Med 2015;36:4-9.

88. Star H, Thevissen P, Jacobs R, Fieuws S, Solheim T, Willems G. Estimativa da idade dentária humana através do cálculo dos rácios de volume polpa-dente obtidos em imagens de tomografia computorizada de feixe cónico de dentes monoradiculares adquiridas clinicamente. J Forensic Sci 2011;56 Suppl 1:S77-82

89. Yang F, Jacobs R, Willems G. Estimativa da idade dentária através da correspondência de volume de dentes fotografados por TC de feixe cónico. Forensic Sci Int 2006;159 Suppl 1:S78-83.

90. Khalid et al. Potencial de discriminação do dente tratado com canal radicular em medicina dentária forense. JFOS. julho de 2016; Vol.34: 19 - 26.

91.   Savio C, Merlati G, Danesino P, Fassina G, Menghini P. Avaliação radiográfica de dentes submetidos a altas temperaturas: Estudo experimental para auxiliar os processos de identificação. Forensic Sci Int 2006;158:108-16.

92.   Vázquez L, Rodríguez P, Moreno F 2 nd . Análise macroscópica *in vitro* de tecidos dentários e alguns materiais dentários utilizados em endodontia, submetidos a altas temperaturas para aplicações forenses. Rev Odontol Mex 2012;16:171-81.

93.   Pinchi V, Pradella F, Buti J, Baldinotti C, Focardi M, Norelli GA. Um novo procedimento de estimativa de idade baseado no estudo 3D CBCT da cavidade pulpar e dos tecidos duros dos dentes para fins forenses: um estudo piloto. J Forensic Leg Med 2015;36:150-7.

94.   Aboshi H, Takahashi T, Komuro T. Estimativa da idade utilizando a tomografia computorizada de raios X com microfoco dos pré-molares inferiores. Forensic Sci Int2010;200:35-40.

95.   Porto LV, Celestino da Silva Neto J, Anjos Pontual AD, Catunda RQ. Avaliação das alterações volumétricas dos dentes em uma população brasileira por meio de tomografia computadorizada de feixe cônico. J Forensic Leg Med 2015;36:4-9.

96.   Someda H, Saka H, Matsunaga S, Ide Y, Nakahara K, Hirata S, *et al.* Estimativa da idade com base na medição tridimensional dos incisivos centrais mandibulares em japonês. Forensic Sci Int 2009;185:110-4.

97.   Star H, Thevissen P, Jacobs R, Fieuws S, Solheim T, Willems G. Estimativa da idade dentária humana através do cálculo dos rácios de volume polpa-dente obtidos em imagens de tomografia computorizada de feixe cónico de dentes monoradiculares adquiridas clinicamente. J Forensic Sci 2011;56 Suppl 1:S77-82.

98.   Yang F, Jacobs R, Willems G. Estimativa da idade dentária através da correspondência de volume de dentes fotografados por TC de feixe cónico. Forensic Sci Int 2006;159 Suppl 1:S78-83

99.   Eskoz N, Weine FS. Configuração do canal da raiz mesiovestibular do segundo molar superior. J Endod 1995;21:38-42.

100. Stropko JJ. Morfologia dos canais dos molares superiores: observações clínicas das configurações dos canais. J Endod 1999; 25: 446-50.

101. Benjamin KA, Dowson J. Incidência de dois canais radiculares em dentes incisivos mandibulares humanos. Oral Surg Oral Med Oral Pathol 1974; 38: 122-6.

102. Vertucci FJ, Seelig A, Gillis R. Morfologia do canal radicular do segundo pré-molar superior humano. Oral Surg Oral Med Oral Pathol 1974; 38: 456-64.

103. Fan B, Cheung GSP, Fan M, Gutmann JL, Bian Z. Sistema de canais em forma de C nos segundos molares inferiores: parte I - caraterísticas anatómicas. J Endod 2004; 30: 899-903.

104. Orstavik D. Materiais utilizados para obturação de canais radiculares: testes técnicos, biológicos e clínicos. Endo Topics 2005; 12: 25-38.

105. Aquilino SA, Caplan DJ. Relação entre a colocação de coroa e a sobrevivência de dentes tratados endodonticamente. J Prosthet Dent 2002; 87: 256-63.

106. Nagasiri R, Chitmongkolsuk S. Sobrevivência a longo prazo de molares tratados endodonticamente sem cobertura de coroa: um estudo de coorte retrospetivo. J Prosthet Dent 2005; 93: 164-70.

107. Schwartz RS, Robbins JW. Colocação de pinos e restauração de dentes tratados endodonticamente: uma revisão da literatura. J Endod 2004; 30: 289-301.

108. Calberson FL, Hommez GM, De Moor RJ. Utilização fraudulenta da radiografia digital: Métodos para detetar e proteger as radiografias digitais. J Endod 2008;34:530-6

109. Weisman MI. Endodontia - Uma chave para a identificação em odontologia forense: Relato de um caso. Aus Endod Newsl 1996;22:9-12.

110. Pinchi V, Torricelli F, Nutini AL, Conti M, Iozzi S, Norelli GA. Técnicas de extração de ADN dentário: Algumas experiências operatórias. Forensic Sci Int 2011;204:111-4

111. Thouseef CHV, Mustafa M, Jayakrishnan MJ. Odontologia Forense e Endodontia: Papel Clínico e Perspectivas. Saudi J Oral Dent Res 2019.

112. Pradnaya V, Seema D, Wavdhane M.B. Aplicação de modalidades de imagiologia endodôntica na identificação pessoal forense: Uma revisão. Jornal de Ciências Médicas e Dentárias 2018.

113. Naiman M, Larsen AK Jr, Valentin PR. O papel do dentista nos locais de crime. Dent Clin North Am. 2007 Oct;51(4):837-56

114. AlQahtani S, Bagić IČ, Manica S, Untoro E, Rosie J, Nuzzolese E. Under the lens: Testemunhas de peritos odontológicos no Brasil, Croácia, Indonésia, Itália, Arábia Saudita e Reino Unido. J Forensic Dent Sci. 2018 Jan-Abr;10(1):8-17

115. Susmitha YRS, Yelapure M, Hegde MN, et al. Conhecimento e consciencialização do papel da endodontia na odontologia forense - um inquérito baseado num questionário entre estudantes de pós-graduação. J. Evolution Med. Dent. Sci. 2020;9(05):262-265,

116. Ahmed HM. Endodontia e identificação pessoal forense: Uma atualização. Eur J Gen Dent 2017;6:5-8.

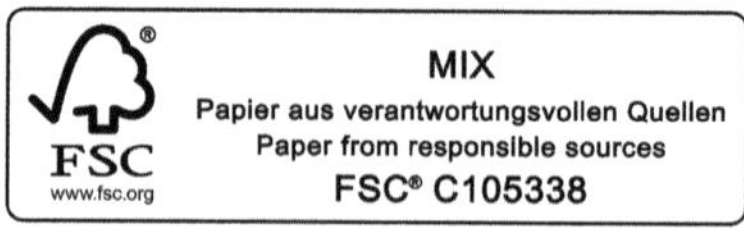

Printed by Books on Demand GmbH, Norderstedt / Germany